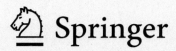

微创
脊柱外科技术

Minimally
Invasive Spine Interventions

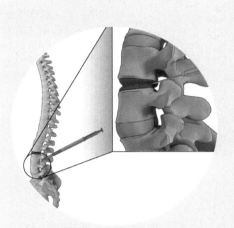

主编 ◎ ［韩］李相宪（Sang-Heon Lee）

主审 ◎ 李逸群　李春海

主译 ◎ 肖隆艺　文晖龙

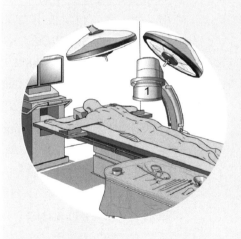

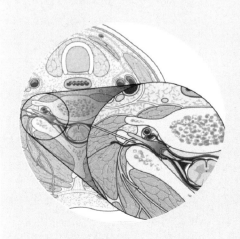

科学技术文献出版社
SCIENTIFIC AND TECHNICAL DOCUMENTATION PRESS
·北京·

图书在版编目（CIP）数据

微创脊柱外科技术 / （韩）李相宪主编；肖隆艺，文晖龙主译. -- 北京 ：科学技术文献出版社，2024.10. -- ISBN 978-7-5235-1885-4

Ⅰ. R681.5

中国国家版本馆 CIP 数据核字第 2024R42J90 号

著作权合同登记号　图字：01-2024-4536

中文简体字版权专有权归科学技术文献出版社所有

First published in English under the title
Minimally Invasive Spine Interventions: A State of the Art Guide to Techniques and
Devices, edition: 1
edited by Sang-Heon Lee
Copyright © Springer Nature Singapore Pte Ltd., 2022
This edition has been translated and published under licence from Springer Nature Singapore Pte Ltd.

微创脊柱外科技术

策划编辑：张　蓉　责任编辑：张　蓉　王彦丽　责任校对：张吲哚　责任出版：张志平

出　版　者	科学技术文献出版社
地　　　址	北京市复兴路15号　邮编　100038
编　务　部	（010）58882938，58882087（传真）
发　行　部	（010）58882868，58882870（传真）
邮　购　部	（010）58882873
官 方 网 址	www.stdp.com.cn
发　行　者	科学技术文献出版社发行　全国各地新华书店经销
印　刷　者	北京地大彩印有限公司
版　　　次	2024 年 10 月第 1 版　2024 年 10 月第 1 次印刷
开　　　本	889×1194　1/16
字　　　数	181千
印　　　张	8
书　　　号	ISBN 978-7-5235-1885-4
定　　　价	108.00元

主审简介

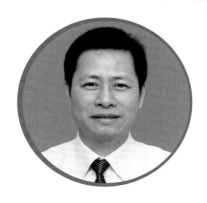

李逸群

主任医师、广州中医药大学教授、硕士研究生导师、佛山市第二人民医院院长、党委书记

社会任职

　　现任全国名老中医药专家学术经验继承人，担任中国中西医结合学会骨科微创专业委员会常务委员，中国医师协会中西医结合医师分会骨伤科专家委员会委员，广东省医学会第二十届理事会理事，广东省医院协会第十届理事会理事，广东省中医药学会第七届理事会理事，广东省康复医学会第二届理事会理事，广东省卫生经济学会第六届理事会常务理事，广东省中西医结合学会骨伤科专业委员、副主任委员，广东省康复医学会骨科分会副会长，广东省中医药学会慢病管理专业委员会副主任委员，广东省医师协会中西医结合医师分会常务委员，广州市药学会名方验方开发筛选评价专家委员会副主任委员，佛山市医学会第十届理事会副会长、第十一届资深顾问，佛山市中西医结合学会副会长；担任《中医正骨》杂志编委，《中国中医骨伤科杂志》特邀编委。

专业特长

　　致力于骨伤科临床、教学、科研工作 30 多年。专长于骨与关节损伤、软组织损伤、骨折迟缓愈合、创伤矫形颈腰疾病等创伤骨科领域。熟练运用"正骨十四法"、小夹板固定治疗四肢骨折脱位，特别是近关节及关节内骨折的治疗。系统掌握 AO 骨折治疗理论，熟练掌握 AO 的钉板技术，并积累了丰富的临床经验。同时将"正骨十四法"和髓内钉、微创内固定系统技术结合，进行创伤骨折的"微创"手术治疗。擅长跟骨骨折畸形的矫形、足部功能重建。

学术成果

　　先后在《中华创伤骨科杂志》《中国骨伤》《中国矫形外科杂志》《中国骨与关节损伤杂志》《中国中医骨伤科杂志》等国家级、省级刊物上发表论文40 余篇。主持广东省中医药管理局课题"骨宝液对激素性股骨头坏死的实验研究"、佛山市科技局重大专项课题"计算机辅助骨科手术在跟骨骨折畸形愈合截骨矫形术中的初步应用"。2014 年主持的"手部小型功能支具的研制及临床应用"项目获得广东省科学技术奖三等奖。主编《手部肿瘤诊治图谱》，参编《中西医结合微创骨科学》《陈渭良骨伤科临证精要》《骨伤科专病中医临床诊治》等。

主审简介

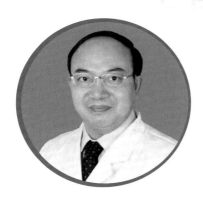

李春海

主任医师、教授、硕士研究生导师，中山大学孙逸仙纪念医院外科教研室主任、骨外科副主任

社会任职

现任国际矫形与创伤外科学会中国部脊柱外科学会委员，国际矫形与创伤外科学会中国部微创外科学会第一届委员会委员，中华医学会骨科学分会微创学组创始委员及第二、第三、第四届委员兼秘书，中国医师协会脊柱内镜医师分会第一届专业委员会委员，广东省医学会脊柱外科学分会副主任委员、互联网智能脊柱学组组长，中国康复医学会骨质疏松预防与康复专业委员会常务委员，广东省康复医学会副会长，广东省康复医学会骨质疏松与相关疾病分会会长，广东省中西医结合学会骨伤科专业委员会副主任委员，广东省医师协会骨科医师分会第五届委员会脊柱内镜学组副组长等。

专业特长

从事骨科临床医疗、教学、科研工作 30 余年，熟练掌握脊柱退变、脊柱创伤、肿瘤及畸形等疾病的诊治，尤其在脊柱微创外科及骨质疏松的骨健康管理领域有极深的造诣。熟练掌握椎间盘镜、椎间孔镜和经微创通道镜下减压融合内固定技术等，是国内最早开展椎间盘镜技术、脊柱内镜及经皮椎体成形术的专家之一，并为脊柱微创技术的全国推广做了大量的工作。

学术成果

先后在 Bone、Journal Of Orthopaedic Translation，以及《中华医学杂志》《中国脊柱脊髓杂志》等国内外知名期刊发表论文 100 余篇。主持及参与国家自然科学基金、省市级基金项目多项。2005 年主持的"新技术治疗退变性疾病的基础与临床研究"项目获得广东省科学技术进步二等奖；2013 年主持的"脊柱系列微创技术在腰椎退行性疾病阶梯治疗中的应用"项目获得中山大学孙逸仙纪念医院医疗新技术评优三等奖；主持的"脊柱脊髓疾病的微创核心技术体系创建及推广应用"项目获得 2022 年广东省科学技术进步一等奖及 2023 年华夏医学科学技术奖二等奖。在医学教育培训方面成果丰硕，多次获得中山大学教学成果奖，主持的教学成果"基于虚拟现实（VR）技术的医学教学体系构建"获得 2020 年广东省教育教学成果奖一等奖；"'疾病导向、临床融合、创新引领'医学研究生培养体系的构建与实践"获得 2022 年国家级教学成果奖二等奖。参与《脊柱退变性疾病》《脊柱外科新手术剖析》《脊柱微创外科学》等多部脊柱外科知名专著的编写。

主译简介

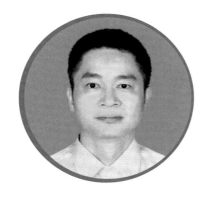

肖隆艺

主任医师、医学博士、硕士研究生导师、佛山市第二人民医院脊柱外科主任、入选佛山市第二届佛山名医

社会任职

现任佛山市医师协会脊柱外科医师分会主任委员，广东省医学教育协会脊柱外科专业委员会常务委员，广东省医疗行业协会脊柱外科管理分会常务委员，中国民族医药学会筋骨养护分会常务理事，广东省医学会脊柱外科学分会青年委员会委员，广东省医师协会脊柱外科医师分会委员，广东省医学会粤港澳大湾区微创脊柱外科专科联盟成员，粤港澳大湾区骨质疏松椎体骨折联盟理事会理事。

学术成果

主持 2022 年佛山市科技局项目"三种微创脊柱技术（mLSD、PELD 及 UBE）治疗合并肌少症腰椎间盘突出患者疗效的研究"；2022 年佛山市卫生健康局医学科研项目"经皮椎间孔镜与单侧入路双通道内镜治疗单节段腰椎椎管狭窄症患者疗效的临床研究"（项目进行中）；2022 年佛山市第二人民医院院级课题"3D 生物打印多孔钽 /VA 缓释微球 /HBC 水凝胶抗菌复合支架的构建及在感染性骨缺损中的应用基础研究"；2021 年广东省基础与应用基础研究基金省企联合基金"3D 生物打印多孔钽 /HA/ 壳聚糖复合支架的构建及在骨缺损中的应用基础研究"；2015 年佛山市科学技术局科研基金"胸腰段脊柱骨折伴脊髓损伤发生静脉血栓栓塞事件研究"；2009 年佛山市卫生健康局科研基金"Sextant 经皮微创脊柱内固定系统治疗胸腰椎骨折中的应用"。

发表多篇国内外学术论文，其中作为第一作者发表论文 7 篇，参与发表 20 余篇，包括 2022 年在 *Annals of Palliative Medicine* 发表 "*Intradural disc herniation at the $L_{2/3}$ level: a case report and literature review*"；2022 年在《中外医疗》发表"经皮椎间孔镜腰椎间盘摘除手术不同手术入路治疗高度脱垂游离型腰椎间盘突出症的疗效比较"；2021 年在《颈腰痛杂志》发表"经皮椎间孔镜下不同分型与 PELD 手术疗效的相关性分析"；2018 年在 *International Journal of Clinical and Experimental Medicine* 发表 "*Synthesis of ruthenium（Ⅱ）complexes and investigation of their anti-proliferative mechanism against osteosarcoma cells*"；2018 年在《赣南医学院学报》发表"胸腰段脊柱骨折伴脊髓损伤术后下肢深静脉血栓形成的临床分析"等。

主译简介

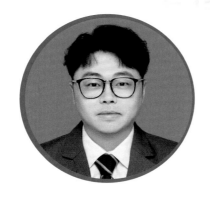

文晖龙

医学硕士、佛山市第二人民医院副主任医师

社会任职　　现任佛山市医师协会脊柱外科医师分会常务委员兼秘书，中国民族医药学会筋骨养护分会理事，全国卫生产业企业管理协会骨科分会委员，中国医师协会骨科医师分会会员。

专业特长　　熟练掌握脊柱外科常见病及多发病的诊断与治疗，对颈椎病、腰椎间盘突出及腰椎管狭窄等退行性病变等有较强的理论基础和手术认识，能独立完成脊柱外科常见微创术式，包括神经根定位阻滞术、经皮穿刺椎体成形术（PVP）、椎间孔镜（PELD/PEID）手术及双通道脊柱内镜手术（UBE），对开放类微创术式 MIS-TLIF、OLIF、显微镜辅助下颈椎前路 ACDF/ACCF 等也有一定造诣，可成熟开展微创经 Wiltse 入路处理胸腰椎脊柱骨折等脊柱创伤性疾病。

学术成果　　独立主持佛山市医学科研项目"经皮椎间孔镜与单侧入路双通道内镜治疗单节段腰椎椎管狭窄症患者疗效的临床研究"；参与国家自然科学基金项目"长链非编码 RNA 在钌配合物抗骨肉瘤中的作用及其机制研究"，并发表名为"新型钌（Ⅱ）配合物抑制人骨肉瘤 U-2OS 细胞增殖及其机制"的论文；参与佛山市科学技术局项目"胸腰段脊柱骨折伴脊髓损伤发生静脉血栓栓塞事件研究"，并发表名为"胸腰段脊柱骨折伴脊髓损伤术后下肢深静脉血栓形成的临床分析"的论文。参与主持 2021 年广东省基础与应用基础研究基金省企联合基金项目"3D 生物打印多孔钽 /HA/ 壳聚糖复合支架的构建及在骨缺损中的应用基础研究"，并参与发表 SCI 收录论文（IF：9.7）：*Coaxial 3D printing of hierarchical structured hydrogel scaffolds for on-demand repair of spinal cord injury*；参与主持佛山市科学技术局创新项目"三种微创脊柱技术（mLSD、PELD 及 UBE）治疗合并肌少症腰椎间盘突出患者疗效的研究"。2022 年发表 SCI 收录论文（IF：1.925）：*Intradural disc herniation at the $L_{2/3}$ level：a case report and literature review*。

译 者

主　审　李逸群　李春海

主　译　肖隆艺　文晖龙

译　者　刘卓劼　中山大学孙逸仙纪念医院

　　　　吴昊宇　中山大学孙逸仙纪念医院

　　　　程翰文　中山大学

　　　　肖　泳　中山大学

　　　　林志勇　佛山市第二人民医院

　　　　邓　睿　佛山市第二人民医院

　　　　黄炫武　佛山市第二人民医院

　　　　曹朝志　佛山市第二人民医院

　　　　陈彦均　佛山市第二人民医院

　　　　熊敏剑　佛山市第二人民医院

　　　　李希文　佛山市第二人民医院

　　　　黄晓晴　佛山市第二人民医院

　　　　刘四红　广州市第一人民医院

　　　　王　燕　广州市第一人民医院

　　　　禤天航　佛山市中医院

　　　　郭冬晓　华南理工大学附属第六医院

中文版序言

尊敬的读者:

我很荣幸向您介绍本书。随着人口老年化和现代生活方式的改变,脊柱疾病的发病率逐年上升,给人们的健康和生活质量带来了严重影响。脊柱微创技术具有创伤小、恢复快、并发症少等特点,以其独特的优势和疗效,成为当今脊柱外科领域的研究热点和解决脊柱临床问题的重要手段,给脊柱疾病患者带来了福音。

本书共分为两部分,第一部分为总论,包括绪论、脊柱微创手术的准备、硬膜外入路、脊神经内侧支阻滞及关节内注射等内容;第二部分为各论,包括经皮硬膜外神经成形术、可充气球囊导管介导的球囊神经成形术、经皮椎间盘成形术、内镜下经椎间孔椎间盘成形术、经骶管硬膜外内镜下椎间盘成形术、经皮椎间孔手动成形术、经皮椎间孔动力成形术等内容。本书涵盖了从基础概念到实践技术的全面内容,每一章节都深入浅出地介绍了相关技术和操作步骤,旨在为医疗从业者提供实用的指导和帮助,是一份学习脊柱微创技术的宝贵参考资料。

作为中国脊柱微创技术的先驱者之一,我们在 20 世纪 90 年代将新一代椎间盘镜技术率先引入中国,在该脊柱微创技术的全国推广中做了大量工作,并协助导师刘尚礼教授创立了中华医学会骨科学分会微创学组,致力于脊柱微创理念和微创新技术的研究与推广。非常可喜的是,经过国内同道们 20 余年的不懈努力,中国脊柱微创事业已经取得了长足的进步与蓬勃的发展。

我们深有体会,年轻医师要学习掌握一门脊柱微创新技术并非易事。大多数情况下,即使参加了现场手术和尸体解剖实践,到实际独立手术操作时仍存在一定的难度。我觉得有一本由有经验的专家编写的实用专业工具书非常必要。本书有大量精美图片、注释描述和详细步骤说明,对大家学习掌握这些脊柱微创技术非常有帮助。

最后,我特别想对本书的编译团队表示由衷的敬意!他们主要是来自一家地市级医院的中青年医师,平时临床工作非常繁忙,能百忙中抽出宝贵的时间完成本书的编译工作非常不易。没有他们出色的团队合作精神和专业能力,就不可能有本书的成功出版!

现在,让我们翻开本书,开始这场关于脊柱微创技术的探索之旅吧!

李春海

中山大学孙逸仙纪念医院

2024 年 3 月 8 日

原书前言

首先，非常荣幸能给大家介绍这本关于脊柱外科微创手术技术的专著。

在全世界范围内，人类的整体预期寿命正在不断增长。与开放手术相比，老年脊柱疾病患者接受微创手术和康复治疗的风险要小得多。显而易见，微创手段是治疗老年人脊柱疾病的理想选择。

在必须接受外科开放手术治疗方可缓解疾病导致的疼痛和神经功能损害之前，老年脊柱疾病患者均应首先考虑微创治疗并辅以足程的康复运动。此方法有可能使患者在非开放手术的情况下无痛和无残疾地度过余生。

黄韧带肥厚引起的椎管狭窄或椎间盘突出容易诱发神经功能障碍，以往手术处理起来比较困难，但近年来，随着医疗设备的更新、微创技术的提高，微创切除病变组织同时不引起严重副组织损伤成为可能。

目前，所有年龄段患者，尤其是老年患者，都可以在病情恶化到需要外科开放手术治疗的程度之前，接受这种微创手术的治疗方案。未来，微创脊柱外科的手术技术和医疗设备将继续发展和完善。

近期我们团队开发了一种医疗设备，可通过微创脊柱手术，使用可导航的等离子椎间盘减压导管装置，自动切除突出的椎间盘髓核组织。

为了让更多医师了解这项新型的微创手术技术，我在 10 个国家举办了 100 余场专题讲座和现场手术演示。但是，我发现多数情况下，即使参加了现场手术和尸体解剖实践，外科医师在独立完成手术操作时，仍存在一定的难度。

为帮助微创脊柱外科医师学习这些新的治疗技术，我认为，一本通过图片和分步说明来阐释这些微创技巧的书籍是非常有必要的。本书中的图片、注释及步骤说明将对大家有所帮助，就微创手术而言，对这些操作技巧进行全面指导的必要性再如何强调也不为过。

因此，当 Springer 提议让我就这个问题写一本书时，我毫不犹豫地同意了。

我希望通过这本书，脊柱外科医师能更精确地了解微创手术操作过程，让更多的患者能在组织创伤最小的情况下得到最有效的治疗，而不是选择对老年人侵袭性更大、损伤更大的治疗方法。

非常感谢 Richard Derby 医师和 Yung Chen 医师在脊柱外科技术方面对我的教导，并指导、协助我开发了一种可导航的等离子椎间盘减压导管装置。

最后，我要衷心感谢 Nackhwan Kim 教授为完成本书所做出的贡献。

Seoul, Republic of Korea

Sang-Heon Lee

致　谢

　　首先要感谢所有的作者，如果没有他们的热情和积极，本书是不可能完成的。我们既要感谢他们从繁忙的临床、教学和研究日程中抽出宝贵的时间，也要感谢他们愿意分享自己在微创脊柱外科领域的专业知识和理想理念。

　　同时，我们也要感谢韩国疼痛介入协会（Korean Pain Intervention Society，KORSIS）的成员们，感谢他们的支持和鼓励，使这项工作得以顺利完成。衷心祝愿KORSIS繁荣昌盛，未来更美好。

中英文对照索引

英文缩写	英文全称	中文名
ADP	adenosine diphosphate	二磷酸腺苷
AF	annulus fibrosus	纤维环
AP	anteroposterior	前后位
APLD	automated percutaneous lumbar discectomy	自动经皮腰椎间盘切除术
APTT	activated partial thromboplastin time	活化部分凝血活酶时间
ASRA	American Society of Regional Anesthesia and Pain Medicine	美国区域麻醉和疼痛医学协会
BP	bodily pain	躯体疼痛
C	cervical	颈椎
CEI	caudal epidural injection	骶管硬膜外注射
CLO	contralateral oblique	对侧斜位
CT	computed tomography	计算机断层扫描
DRG	dorsal root ganglion	背根神经节
EI	epidural injection	硬膜外注射
ESI	epidural steroid injection	硬膜外类固醇注射
FBSS	failed back surgery syndrome	腰椎手术失败综合征
HIZ	high-intensity zone	高信号区域
HLD	herniated lumbar dic	腰椎间盘突出症
HNP	herniated nucleus pulposus	髓核突出
Ho：YAG	holmium:yttrium-aluminum-garnet	钬：钇－铝－石榴石
IAD	internal annular disruption	纤维环破裂
ICP	intracranial pressure	颅内压
IDET	intradiscal electrothermal therapy	椎间盘内电热疗法
IDRA	intradiscal radiofrequency annuloplasty	椎间盘内射频纤维环成形术
IED	internal endplate disruption	终板破裂
ILEI	interlaminar epidural injection	经椎板间硬膜外注射
IM	intramuscular	肌内注射
INR	international normalized ratio	国际标准化比值
IQR	interquartile range	四分位距
IV	intravenous	静脉注射
IVD	intervertebral disc	椎间盘
L	lumbar	腰椎
LBP	low back pain	腰痛

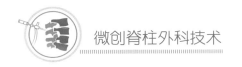

英文缩写	英文全称	中文名
LFSS	lumbar foraminal spinal stenosis	腰椎椎间孔狭窄
LMWH	low-molecular-weight heparin	低分子肝素
MBNB	medial branch nerve block	内侧支神经阻滞
MPF	motorized percutaneous foraminoplasty	经皮椎间孔动力成形术
MRI	magnetic resonance imaging	磁共振成像
N₂O	nitrous oxide	氧化亚氮
Nd：YAG	neodymium:yttrium-aluminum-garnet	钕：钇－铝－石榴石
NDI	neck disability index	颈椎功能障碍指数
NRS	numerical rating scale	数字疼痛评定量表
NSAIDs	non-steroidal anti-inflammatory drugs	非甾体类抗炎药
ODI	Oswestry disability index	Oswestry 功能障碍指数
PEA	percutaneous epidural adhesiolysis	经皮硬膜外粘连松解术
PELAN	percutaneous endoscopic lumbar annuloplasty and nucleoplasty	经皮内镜下腰椎纤维环成形术和髓核成形术
PEN	percutaneous epidural neuroplasty	经皮硬膜外神经成形术
pKa	acid dissociation constant	酸解离常数
PLDD	percutaneous laser disc decompression	经皮激光椎间盘减压术
PLF	percutaneous lumbar foraminoplasty	经皮腰椎椎间孔成形术
PLLD	percutaneous lumbar laser discectomy	经皮腰椎激光椎间盘切除术
PRP	platelet-rich plasma	富血小板血浆
RCT	randomized controlled trial	随机对照试验
RFA	radiofrequency ablation	射频消融
RMDQ	Roland-Morris disability questionnaire	Roland-Morris 功能障碍问卷表
S	sacral	骶椎
SAP	superior articular process	上关节突
SCM	sternocleidomastoid	胸锁乳突肌
SF-36	the medical outcomes study 36-item short-from health survey	健康调查简表
SI	sacroiliac	骶髂
SNRB	selective nerve root block	选择性神经根阻滞
T	thoracic	胸椎
TELA	transforaminal epiduroscopic laser annuloplasty	经椎间孔硬膜外激光纤维环成形术
TELAN	transforaminal epiduroscopic laser annulo-nucleoplasty	经椎间孔硬膜外激光纤维环－髓核成形术
TELDA	transforaminal epiduroscopic laser discectomy and annuloplasty	经椎间孔硬膜外激光椎间盘切除术和纤维环成形术
TELF	transforaminal epiduroscopic laser foraminoplasty	经椎间孔硬膜外激光椎间孔成形术
TFEI	transforaminal epidural injection	经椎间孔硬膜外注射
TFESI	transforaminal epidural steroid injection	经椎间孔硬膜外类固醇注射
TFL	transforaminal ligament	椎间孔韧带

目　录

---■　**第一部分　总　论**　■---

第一部分

总　论

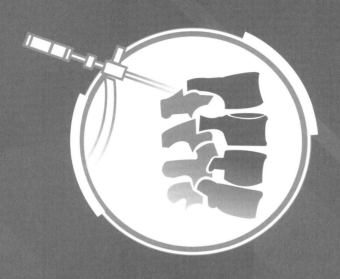

第一章

绪　论

　　回顾脊柱微创手术发展的历史，有助于认识脊柱病理病变，并了解微创手术治疗的进展。外科医师采用各种新的微创技术来改进脊柱疾病的治疗，包括激光、内镜和影像导航系统。椎间盘源性腰痛的治疗方法有化学溶核术、经皮穿刺椎间盘摘除术和椎间盘内热消融术。脊柱内镜手术是脊柱外科最早的微创方法之一，可用于脊柱侧凸的前路松解、矫正脊柱侧凸畸形及经胸显微外科手术。导航系统也已广泛应用于神经外科手术，提高了椎弓根螺钉置入的准确性。脊柱微创手术也被认为是用一种小切口的方法，达到与传统大切口开放手术相近的治疗效果。

　　各种词典都把"interventional"（干预性的）定义为一个形容词，表达改变结果的意图。当被应用于诊断或治疗脊柱源性或邻近结构引起的疼痛时，此类干预通常是使用经皮穿刺针或小切口结合内镜来进行的。穿刺针或内镜可以通过X线、超声、CT扫描、内镜直视下或上述各项组合精确地引导到靶向目标。

　　历史上，在被归类为微创技术之前，脊柱外科医师已经常使用各种内镜到达脊柱深部结构。脊柱内镜将一如既往地被应用于脊柱侧凸畸形的前路松解和矫正，以及经胸显微外科手术。在大约40年的时间里，内镜技术应用的范围已经发展到包括麻醉学、精神病学、放射学和其他亚专业学科。在这些年里，随着仪器、导航技术和注射药物的发展，新的微创脊柱外科技术也不断涌现。

　　总论的各章节概述了用于治疗脊柱源性疼痛的各种微创脊柱外科技术的原则和操作流程。各个章节的作者对于相应的微创外科技术都有丰富的临床实践经验，部分作者更是在该技术发展的过程中起到了重要作用。因为支持和反对的文献都可以用来证明纳入合理性的论证，所以存在偏倚是不可避免的。诸如经椎板间和椎间孔硬膜外注射、内侧支阻滞和内侧支神经切断等技术，目前已被大多数脊柱外科医师所接受。相比之下，粘连松解术、自动经皮椎间盘摘除术、椎间盘内热消融术和皮质类固醇内注射或目前可用的"再生"技术，则仍在各种脊柱外科学会的推动下快速发展。

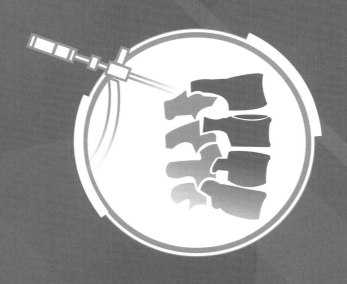

第二章
脊柱微创手术的准备

2.1 手术室注意事项

手术室应该足够宽敞，以便于容纳患者、全体工作人员和手术所需的设备[1]。无菌区域和严格遵守无菌操作是手术室的重要基本原则[2]。

本书中所描述的微创技术所需的特殊仪器在其特定的章节中有详细的说明，本节重点介绍在透视操作的微创手术中所需的基本设备（图2.1）。

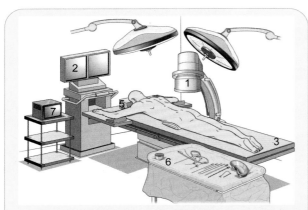

1.透视机（C形臂）；2.图像显示屏；3.可透视手术台；4.辐射防护设备（译者注：图中未展示）；5.凝胶或泡沫制成的专用装置；6.无菌操作台；7.监控设备

图 2.1　透视操作室设备

2.1.1 X线透视机（C形臂）、图像显示屏和可透视手术台[3]

（1）X线透视（C形臂）：在不同的投影中显示目标解剖结构，并允许监测目标部位的定位针和造影剂。

（2）图像显示屏：允许医师轻松查看透视图像。

（3）可透视手术台：允许C形臂自由定位，以完成脊柱正侧位透视。

2.1.2 辐射防护设备[4-5]

（1）采购产品包括铅围裙、铅玻璃、铅手套、移动铅挡板、甲状腺项圈和辐射计量仪。

（2）在透视过程中，患者和医师应接受最小的辐射照射。然而，即使是铅防护设备也不能完全消除辐射暴露。医师必须穿防护服，尽量减少透视次数，以减少辐射暴露。

（3）辐射计量仪每月进行辐射分析，并监测随着时间累积的辐射暴露量。

2.1.3 凝胶或泡沫制成的专用装置[6]

（1）凝胶或泡沫制成的专用设备便于最佳的患者体位的摆放，为术中通过透视成像和足够的空间进入目标区域提供便利。

（2）在长时间的手术过程中，可缓解过度的局部压迫和改善静脉回流。

（3）例如，用带有镜子的泡沫制成的头枕可以调整患者头部位置，避免造成眼睛和耳朵损伤。

2.1.4 无菌操作台

术中用品（注射器、无菌缝线、无菌手套、敷料、铺巾等）的准备均应在无菌操作台上完成，避免发生感染。

2.1.5 监控设备[7]

（1）监测：心电图、血氧饱和度、生命体征监测。

（2）供氧设备：氧疗、鼻导管、文氏面罩、无创通气。

（3）吸引器。

（4）气管插管套装。

（5）装有正确标识紧急药物的急救车（以控制心律失常、过敏反应和严重的高血压或低血压）。

2.2 手术医疗文书

手术医疗文书的作用是提供患者的医疗信息，包括医师的评估、临床管理和手术史[5, 8-9]及术前、术中和术后获得的信息。

术前医疗文书准确记录患者病情和诊断，以及选择适当手术方式的过程，应包括患者的病史（疼痛、药物、就诊过程、过敏和脊柱注射的禁忌证）、体格检查（肌肉骨骼和神经系统查体和诊断性试验）、医疗决定和知情同意书（表2.1）。这些医疗文书有助于选择合适的手术治疗技术，并可防止意料之外的并发症。

术中医疗文书记录患者在手术前的状态和手术的细节，包括病史和体格检查，记录当天患者状态的最新变化、系统回顾、麻醉记录、手术记录和术中影像（表2.2）。如果因为手术相关并发症而被提起诉讼，完整的医疗文书可以证明手术的正确性[10]。

术后医疗文书要求在术后对患者的情况进行全面检查，以确保患者已经完全康复，并可以安全地返回家中或病房。此外，还应进行体格和神经系统检查，以察觉意外并发症的发生（表2.3）。

表 2.1　术前医疗文书

病史详细说明主诉和现病史、用药史、基础病史、过敏史、家族史和社会史；系统回顾应按如下所述进行记录	
疼痛[11-12]	部位、性质、强度、频率、病程、加重和减轻因素、功能状态
用药史	应注意抗血小板和抗凝血药物的使用
基础病史	慢性疾病
过敏史	既往造影剂不良反应需要预处理； 已知过敏患者的预用药：术前 12 小时和 2 小时口服泼尼松龙 20 ~ 50 mg 和苯海拉明 25 ~ 50 mg；并在手术前静脉注射 25 mg 苯海拉明[12] 回顾既往对注射剂（麻醉剂、皮质类固醇）过敏反应的病史[13] 绝对禁忌证：妊娠、手术区域内感染、患者无法签署知情同意书[13]
手术禁忌证	危险信号[13-14]（危险信号应提示在术前对疑似潜在病变状况进行调查）：近期外伤病史；持续进行性、非机械性疼痛（卧床休息时无缓解或恶化）；胸痛；恶性肿瘤；长期使用皮质类固醇；药物滥用、免疫抑制、人类免疫缺陷病毒（HIV）；病毒性感染；不明原因体重减轻；全身系统性疾病；大便或膀胱失禁，肛周和鞍区麻木；发热
体格检查[11, 13, 15]	
肌肉骨骼检查	重点区域触诊；活动范围；肌力评估
神经系统检查	运动和感觉检查（评估每个肌节和皮节）；特殊试验：Lasegue 征（直腿抬高试验）、Bragard 征（直腿抬高加强试验）、对侧直腿抬高试验、股神经牵拉试验、Valsalva 试验、Brudzinski 试验、Gaenslen 试验；生理反射与病理征；直肠和尿道括约肌功能
辅助检查	X 线；CT；MRI；脊髓造影术；骨扫描；肌电图；心理评估
诊断和治疗决策	医师在对患者进行系统的评估（包括病史、查体和神经系统检查及各种诊断评估）后，记录诊断和治疗方法
知情同意	知情同意书应在证人在场的情况下，由患者签字后保存在病历中[4]；知情同意的要素[16]：解释病情和讨论治疗方案；描述不良反应、并发症和其他危险因素；治疗方案确定；签署同意书；记录和审查方案；提前制订护理计划

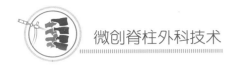

表2.2　术中医疗文书

病史和体格检查	在手术开始前，应回顾患者病情的近期变化、药物治疗（特别是抗凝血药物的停用）和病史		
系统回顾	术前、术中、术后均应监测和记录血氧饱和度、血压、心率、呼吸频率等生命体征		
麻醉	如需术中镇静，患者应术前禁食 6 小时		
手术医疗文书	手术开始前应核实患者姓名、出生日期、手术侧与手术部位，以及预定的手术方式[4]		
	手术记录要求[5, 9]	知情同意； 诊断； 生命体征监测； 镇静或局部麻醉； 静脉通路放置（部位、类型）； 体位； 术区准备； 可视化透视； 定位针提高靶点准确性； 药物； 并发症； 术后情况	
术中影像	应记录手术过程中透视的影像。在手术前后至少要有两个平面的图像（前后位与侧位或斜位）。当使用造影剂时，术后应透视记录造影剂的位置[10]		

表2.3　术后医疗文书

核查表	生命体征； 系统回顾； 意识水平； 运动与感觉功能； 功能状态； 全身麻醉复苏
并发症患者的注意事项[15]	糖尿病患者：检查血糖水平[17]； 肺部疾病患者：保持血氧饱和度在 90% 以上； 高血压患者：收缩压保持在 200 mmHg 以下，舒张压保持在 110 mmHg 以下； 心动过缓和低血压（密切观察）

2.3　镇静和静脉通路

2.3.1　镇静、镇痛

目前，脊柱微创手术都是在镇静和镇痛下进行的。镇静能缓解焦虑、疼痛和不适，使用微创手术治疗更容易被患者接受。然而，这些措施也有可能导致危及生命的并发症，如呼吸系统和心血管系统抑制。镇静易与镇痛、抗焦虑等术语相混淆。表2.4阐述了这些术语之间的区别。

表2.4　术语定义[7]

抗焦虑（Anxiolysis）	减轻焦虑而不影响意识
镇痛	减轻疼痛而不改变精神状态
镇静	控制性减弱意识

镇静是一种药物诱导的意识减退，该过程持续到全身麻醉为止。美国麻醉医师学会定义了镇静和全身麻醉的级别，并将镇静分为四个等级：轻度镇静、中度镇静、深度镇静和全身麻醉（表2.5）。

由于镇静是一个持续状态，故可能无法预测患者的反应。因此，麻醉医师应为镇静程度超过预期的患者做好复苏准备[19]。清醒镇静被认为是安全的目标状态，因为通气能保持在正常范围内，心血管功能稳定。然而，如果言语反应能力丧失，患者陷入深度镇静，则可能出现通气不足的情况。深度镇静需要与全身麻醉相同水平的生命支持。

静脉注射（IV）镇静和镇痛药物应以适当的剂量给药，以调节至所需的镇痛和镇静目标，给药的临床医师应熟悉可能改变治疗反应的患者特征[18]。与镇静相关的特殊病史包括以下几点。

表 2.5 药物诱导镇静、镇痛和全身麻醉的深度 [18]

	轻度镇静（抗焦虑）	中度镇静（清醒镇静）	深度镇静	全身麻醉
反应性	对口头命令的正常反应	对言语或触觉刺激的目的性反应 a	重复或痛苦刺激后的目的性反应 a	不可唤醒的（即使有痛苦的刺激）
气道	未受影响	不需要干预	可能需要干预	需要干预
自主通气	未受影响	充足	可能不够	不足
心血管功能	未受影响	通常保持	通常保持	受损

注：a 从疼痛刺激中的反射性退缩不被认为是疼痛反应。

（1）主要器官系统异常。

（2）既往镇静、镇痛、局部麻醉和全身麻醉不良反应。

（3）药物过敏，目前的药物，以及潜在的药物相互作用。

（4）最后一次进食的时间和性质（表2.6）。

（5）吸烟、酗酒或滥用药物的病史。

表 2.6 减少肺吸入的禁食建议 a[20]

摄入物质	最短禁食期（小时）
清流	2
母乳	4
婴儿配方奶粉	6
非人乳	6
轻食	6

注：a 这些建议适用于正在接受择期手术且不保证胃完全排空的健康患者。

监测对镇静后的患者是很重要的，监测可提高镇静和镇痛的临床疗效，减少镇静后的不良反应。表2.7描述了镇静后推荐的术中监测情况。监测应持续至患者能够有意识地对所有口头命令做出反应。

镇静后，应评估患者是否适合出院，因为在恢复期可能会出现镇静残留和心肺抑制。恢复室的要求包括以下内容[18]。

（1）提供复苏或出院前的医学观察。

（2）配备适当监护和复苏设备的恢复区。

（3）监测等级应个体化，监测应持续到符合适当的出院标准为止。

（4）定期记录患者意识水平、生命体征和血氧饱和度。

（5）恢复室的工作人员应接受处理已知并发症的培训。

表 2.7 镇静后推荐的术中监测 [18]

意识水平	患者对言语命令或触觉刺激反应 a 的监测
呼吸	观察和听诊
脉搏血氧仪	设置适当的警报数值线
血压和心率	每 5 分钟测量一次
心电图	预期存在心律失常时是必要的
二氧化碳浓度	监测中度和深度镇静期间呼出的二氧化碳

注：a 痛觉刺激的退缩行为不被认为是相关反应。

如果患者在镇静或镇痛后出院，应满足以下出院标准[18]。

（1）应保持清醒状态。

（2）生命体征平稳。

（3）经出院健康评分系统评估。

（4）在最后一次使用拮抗剂（纳洛酮、氟马西尼）后应观察足够的时间（≤2小时）。

（5）门诊患者应在监护人陪同下出院。

（6）医师应向门诊患者提供有关饮食、药物和活动的书面指导，并提供紧急联系电话。

2.3.2 镇静药和镇痛药

在选择镇静药和镇痛药时，应根据患者的总体情况考虑风险和收益。理想的药物可以提供足够的镇痛、抗焦虑、记忆缺失和深睡眠。表2.8和表2.9[7, 21]描述了最常用药物的效果、不良反应和优点。

一般来说，静脉注射是最常用的镇静给药方法，因为它是最快和最可靠的。如果建立静脉通路困难，肌内注射或口服给药也是可行的。静脉注射能在极短时间内起效，因此在特定情况下即便是小剂量也可能会引起呼吸抑制等并发症。

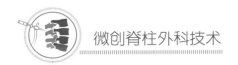

表 2.8　微创手术中常用的镇静药和镇痛药

药物	分类	主效应	给药途径	剂量	
芬太尼	阿片类	镇静 / 镇痛	IV	0.5 ~ 1.5 mcg/kg	
吗啡	阿片类	镇痛	IV IM	0.03 ~ 0.15 mg/kg 0.05 ~ 0.20 mg/kg	
咪达唑仑	苯二氮䓬类	镇静 / 催眠	IV IM	0.01 ~ 0.10 mg/kg 0.07 ~ 0.15 mg/kg	
氯胺酮	苯环己哌啶衍生物	镇静 / 催眠 / 镇痛	IV IM	1 ~ 2 mg/kg 3 ~ 5 mg/kg	
依托咪酯	咪唑衍生物	镇静 / 催眠	IV	0.2 ~ 0.5 mg/kg	
异丙酚	烷基苯酚衍生物	镇静 / 催眠	IV	0.5 ~ 1.0 mg/kg 2.5 ~ 15.0 mcg/（kg·min）	
氧化亚氮	医用气体	镇痛	吸入	30% ~ 60%	
右美托咪定	α_2-受体激动剂	镇静 / 镇痛	IV	1 mcg/kg（初始值）0.2 ~ 0.7 mcg/（kg·h）	

注：IV：静脉注射；IM：肌内注射。

表 2.9　常用镇静药和止痛药的优点和不良反应

药物	给药途径	生效时间（分钟）	持续时间（分钟）	优点	不良反应	
芬太尼	IV IM	1 ~ 2 10 ~ 30	30 ~ 40 60 ~ 120	起效快； 持续时间短； 组胺释放罕见； 对心血管作用最小； 可用纳洛酮逆转	呼吸抑制	
吗啡	IV	10	240 ~ 360	长效	呼吸抑制； 低血压； 低脂溶性； 起效慢	
咪达唑仑	IV IM	1 ~ 2 10 ~ 15	30 ~ 60 60 ~ 120	起效快； 持续时间短； 易滴定	呼吸抑制	
氯胺酮	IV IM	1 5	15 15 ~ 30	保留气道反应； 无呼吸抑制	呕吐； 喉痉挛； 颅内压增高	
依托咪酯	IV	1	5 ~ 10	起效快； 持续时间短； 心血管作用最小	呼吸抑制性； 肌阵挛； 肾上腺抑制	
异丙酚	IV	< 1	8 ~ 10	起效快； 持续时间短； 可止吐	呼吸抑制性； 低血压； 注射疼痛	
氧化亚氮	吸入	1 ~ 2	3 ~ 5	起效快； 持续时间短； 心血管作用最小	封闭体腔内空气膨胀； 呕吐	
右美托咪定	IV	10	120 ~ 150	镇静 + 镇痛； 交感神经阻滞； 心血管作用最小	高血压（初期）； 低血压和心动过缓（晚期）	

注：IV：静脉注射；IM：肌内注射。

芬太尼是镇静及镇痛最常用的阿片类药物。芬太尼的优点是起效快，持续时间长，不释放组胺。但老年患者或身体状况较差的患者可能出现呼吸抑制和低血压。纳洛酮可用于拮抗芬太尼。吗啡起效慢，作用持续时间短，并会释放组胺，因此较少使用，但是它有一个累积效应，适用于癌症患者的慢性疼痛控制。

苯二氮䓬类药物具有良好的催眠和抗焦虑作用，然而，它们没有镇痛作用，可与阿片类药物一起使用。由于起效迅速，持续时间相对适中，咪达唑仑是最常用的苯二氮䓬类药物。但在老年患者或酗酒患者中，即使是小剂量，其药效也可能被增强。

氯胺酮对分离性麻醉有明显的诱导作用，无呼吸抑制，可保留气道反应，不引起血压降低，但可能出现幻觉和精神问题。依托咪酯是一种镇静药物，作用时间短，但无镇痛作用，对心血管系统没有影响，不会引起血压下降，但有可能出现呼吸抑制、肌阵挛、恶心和呕吐。

异丙酚是最常用的催眠镇静药物。起效快，持续时间短，止吐效果好。异丙酚与阿片类药物合用时，可发生呼吸抑制和低血压。在注射过程中有可能出现非常剧烈的疼痛。

氧化亚氮（N_2O）是一种吸入性药物，很少用于微创手术的镇静和镇痛，可与氧气配合作为镇痛药使用，N_2O浓度占比为30% ~ 70%。镇痛效果好，但可能发生低氧血症。

右美托咪定是一种 α_2-肾上腺素受体激动剂，具有镇静、抗焦虑和镇痛的作用。其持续时间短，多通过静脉注射给药。注射初期可能发生高血压，但随后可能出现低血压和心动过缓。

镇静药物应谨慎滴注，某些患者可能出现延长的镇静作用。这种情况下，阿片类药物和咪达唑仑可被纳洛酮和氟马西尼拮抗。

纳洛酮能拮抗阿片类药物使用后出现的呼吸抑制。由于药效持续15 ~ 30分钟，所以注射后须观察30分钟以上。氟马西尼是苯二氮䓬类药物的拮抗剂，当注射咪达唑仑后出现呼吸抑制时使用，如果苯二氮䓬类药物的作用持续存在，当氟马西尼的作用结束时，可能会再次镇静。表2.10描述了镇静药和镇痛药最常用解毒剂的起效时间、持续时间和剂量。

2.3.3　静脉通路

微创手术通常不需要建立静脉通路，除非需要镇静。静脉注射镇静药物能提高患者的手术满意度，降低不良反应的发生率。

使用静脉通路进行镇静和镇痛时，静脉输液通路应在整个过程中保持通畅。如果静脉通路堵塞，应重新建立静脉通路，直到患者能维持稳定的呼吸，以应对镇静后的不良反应。

2.4　并发症患者的注意事项

2.4.1　适用范围

由于人口老龄化，因脊柱疼痛而接受微创手术的患者逐渐增多。此外，糖尿病、高血压、心力衰竭等心血管疾病，以及退行性肌肉骨骼疾病的发病率也逐渐增高。

2.4.2　硬膜外类固醇注射在糖尿病患者中的应用

有研究表明，高血糖是硬膜外类固醇注射（ESI）的不良反应之一；糖皮质激素的作用与胰岛素相反，糖皮质激素可增加肝脏中的糖异生，减少外周组织的葡萄糖吸收[17, 22]。有报道称，ESI后会改变胰岛素敏感性。一项研究发现10名健康非糖尿病患者行ESI（曲安奈德80 mg）后的糖耐量水平会发生变化：葡萄糖和胰岛素水平在注射类固醇后24小时显著升高，1周后恢复正常[23]。另一项研究发现，硬膜外注射15 mg醋酸地塞米松可引起全身效应，单次注射可导致短暂的肾上腺抑制，这表明皮质类固醇进入了血液循环[24]。还有研究发现，在腰椎硬膜外注射倍他米松的糖尿病患者中，血糖显著升高，具有统计学意义，注射后当晚血糖达到106 mg/dL峰值，并持续2天[17]。

表 2.10　阿片类药物和苯二氮䓬类药物的拮抗剂

药物	拮抗剂	生效时间（分钟）	持续时间（分钟）	给药方法	剂量
纳洛酮	阿片类	快	15 ~ 30	IV	0.1 ~ 0.2 mg（最多 1 ~ 2 mg）
氟马西尼	苯二氮䓬类	1 ~ 2	45 ~ 90	IV	0.1 ~ 0.2 mg（最多 1 mg）

注：IV：静脉注射。

皮质类固醇的治疗效果往往伴随着不良反应，最常见的是皮疹、发热、失眠、潮热、头痛和恶心[25]。此外，糖皮质激素作为胰岛素拮抗剂，在抑制外周葡萄糖摄入的同时会促进肝脏糖异生[26]。因此，临床医师必须密切监测糖尿病患者ESI后至少2天的血糖水平，并根据血糖水平调整饮食和药物管理。此外，医师在对糖尿病患者进行多次ESI时，应考虑使用低剂量皮质类固醇。

2.4.3 微创脊柱外科技术在心血管疾病患者中的应用

微创脊柱外科技术治疗脊柱源性疼痛可能会引起显著低血压，增加心血管疾病患者死亡或发生重大心血管并发症的风险。然而，临床上使用随机试验来探究神经阻滞的疗效是比较困难的。

心血管生理学和脊髓解剖学可以揭示手术相关低血压和心动过缓的机制：脊髓交感神经纤维麻醉是引起相关症状的原因。重要的是，随着神经阻滞扩散到更高的胸椎脊髓水平，生理代偿能力逐渐减弱。当T_1至L_1脊神经纤维被阻断时，传递至肾上腺的神经信号减弱，干扰正常的儿茶酚胺释放，会引起低血压和心排血量降低。T_4以上的感觉阻滞可以抵消上肢代偿性血管收缩，$T_{1\sim5}$交感神经纤维的感觉阻滞会抑制反应性心动过速，并降低心肌收缩力。糖尿病和老年患者由于自主神经紊乱，会进一步损害其生理代偿能力[27]。

典型的T_4感觉阻滞可引起全身血管阻力降低26%，心排血量降低10%，导致平均动脉压的显著降低（−33%±15%）。尽管如此，如有足够的血管压力和（或）心肌收缩力，其对心功能的整体影响仍是很小的[28]。

副交感神经功能抑制可引起脊柱源性心动过缓，主要原因是心脏前负荷降低，部分则由于$T_{1\sim5}$的心脏交感神经纤维阻断。心脏容积、起搏细胞受体反应和左心室容积降低均可异常激活Bezold-Jarisch反射而引起严重的心动过缓和收缩压降低[27]。

一项尸体解剖研究表明，术后心血管疾病高风险患者的神经轴向传导阻滞与发生合并主要结局（心血管死亡、非致命性心肌梗死和非致命性心脏

骤停）及心肌梗死风险增加相关，但与卒中、非心血管源性死亡或临床显著性低血压无关[29]。重要的是，意识清醒的患者如有恶心或头晕等主诉，则提醒医师存在相应器官灌注受损。

在另一项系统综述中，与未接受硬膜外注射疼痛治疗的患者相比，接受硬膜外注射疼痛治疗的患者发生肺炎和心肌梗死的概率显著降低。但是，硬膜外镇痛也可能引起严重不良反应，包括低血压[30]。

心动过缓和低血压是硬膜外注射治疗相对常见的并发症，但并非都需要临床干预。不伴有低血压的心动过缓，且心率逐渐稳定在基线的10%～15%，可密切观察，但不需要做特殊治疗。然而，对于有高血压、冠状动脉疾病或潜在主动脉狭窄的患者，如果手术后出现血流动力学异常，则需要立即采取措施[31]。

低血压和心动过缓是脊髓硬膜外微创手术治疗的常见并发症，有可能导致突发的重大血流动力学损害。当血流动力学受损时，治疗目的是逆转导致心排血量障碍的生理因素，如全身血管阻力降低、前负荷降低、心率降低和心肌收缩减少等。深度感觉神经阻滞、高龄和术前β-肾上腺素受体阻滞剂是脊髓源性低血压和心动过缓的危险因素。然而，无论危险因素存在与否，这些并发症都无法被完全预测。单纯对下肢进行预防性容积负荷和血管压迫不足以预防脊柱手术后这些并发症的发生。准确、持续的监护和全面的复苏设备是减少并发症和恢复器官功能的关键。

2.5 抗凝药物

2.5.1 前言

针对疼痛治疗的微创手术技术的操作流程和解剖学关注点与外周局部麻醉技术显著不同，因此脊柱疼痛治疗相关的微创手术指南非常重要。

微创脊柱手术及疼痛阻滞的治疗目标比局部麻醉要广泛得多。脊柱源性疼痛的相关手术包括高风险的微创手术和低风险的周围神经阻滞。美国区域麻醉和疼痛医学协会（ASRA）在局部麻醉和急性疼痛指南中根据手术出血的风险，将疼痛治疗手术分为三类[32]，见表2.11。

表 2.11 根据严重出血的潜在风险进行疼痛手术分级

高风险	脊髓刺激； 背根神经节刺激； 硬膜内导管和泵植入； 椎体成形和后凸成形术； 经皮椎板切开减压术； 硬膜外内镜和硬膜减压
中风险[a]	经椎板间隙穿刺术（颈、胸、腰、骶）； 经椎间孔穿刺术（颈、胸、腰、骶）； 颈椎[b]小关节 MBNB 和 RFA 术； 椎间盘内手术（颈、胸、腰椎）； 交感神经阻滞（星状、胸、内脏、腹腔、腰、下腹部）； 三叉神经和蝶腭神经节阻滞
低风险[a]	周围神经阻滞； 外周关节和肌肉骨骼注射； 激痛点注射包括梨状肌注射； 骶髂关节注射与骶外侧支阻滞； 胸腰椎小关节 MBNB 和 RFA 术； 周围神经刺激试验及植入术[c]； 简易翻修和植入式脉冲发生器 / 鞘内泵置换术

注：MBNB：内侧支神经阻滞；RFA：射频消融。
[a]接受低风险或中风险手术的高风险患者应分别作为中风险或高风险处理；[b]在靶向目标结构的邻近区域有丰富的颈部血管；[c]周围神经调节的风险取决于靶向神经对重要血管的位置和手术的侵袭强度。

2.5.2 阿司匹林与非甾体类抗炎药

ASRA和欧洲指南对使用阿司匹林或非甾体类抗炎药（NSAIDs）的患者行神经阻滞提出了指导建议[33-34]，北欧指南基于阿司匹林用药原因及每日剂量也提出了指导建议[35]。对于服用阿司匹林进行心血管疾病复发二级预防的患者，建议在神经阻滞前12小时内停药。对于非二级预防原因服用阿司匹林的个人，建议停药3天，如剂量超过每天1 g，停药时间需延长至1周。对于非甾体类抗炎药，北欧指南建议是基于每种药物的特定半衰期而定。

与阿司匹林不同，非甾体类抗炎药可用于控制症状，无心脏和大脑保护作用，停用此类药物不产生心脏和大脑功能负面影响。此外，高出血风险的患者进行高风险微创手术前，指南建议停用非甾体类抗炎药。指南建议是基于每种药物的药代动力学和相关半衰期而定的（表2.12），5个半衰期周期足以拮抗非甾体类抗炎药对血小板的作用。选择性COX-2抑制剂不影响血小板功能，术前可不停用。

表 2.12 常用非甾体类抗炎药的半衰期

药物	半衰期（小时）	建议停用时间（天）
双氯芬酸	1 ~ 2	1
依托度酸	6 ~ 8	2
布洛芬	2 ~ 4	1
吲哚美辛	5 ~ 10	2
酮咯酸	5 ~ 6	1
美洛昔康	15 ~ 20	4
萘丁美酮	22 ~ 30	6
萘普生	12 ~ 17	4
奥沙普秦	40 ~ 60	10
吡罗昔康	45 ~ 50	10

在使用阿司匹林进行一级预防的患者中，建议有出血和并发症高风险的患者手术前停用阿司匹林。此外，在某些出血风险增高的中等风险手术前，如颈椎椎板间ESIs和星状神经节阻滞，也应考虑停用阿司匹林。在阿司匹林用于二级预防的情况下，风险管理决策应基于手术医师、患者和处方医师共同评估并做好记录。

继续服用阿司匹林的出血风险需要与停药后的心血管风险进行权衡。服用阿司匹林患者的停药时间应个体化。对于服用阿司匹林进行二级预防的患者，应在手术前至少6天停止服用阿司匹林，否则可能出现出血或其他严重并发症。在涉及停用阿司匹林的低风险或中风险手术时，停药时间可以缩短至4天，以平衡预防出血的收益与心血管事件的风险。大多数患者停药4天后血小板功能可恢复[36]。

如果有必要，在高风险手术后，阿司匹林可以在24小时后重新服用，用于心血管意外再发的二级预防。非甾体类抗炎药不具有心血管保护作用，可停用24小时。阿司匹林对血小板功能的影响迅速而显著，对于使用阿司匹林进行一级预防的患者，在会增加手术出血风险的高风险手术和某些中等风险手术（如椎板间ESIs和星状神经节阻滞）后，至少24小时内不应重新服用阿司匹林。

2.5.3 二磷酸腺苷受体抑制剂

二磷酸腺苷（ADP）受体抑制剂常用于治疗冠状动脉综合征、脑血管卒中事件和周围血管疾病。在双重抗血小板治疗中，可与阿司匹林联合使用降低急性冠脉综合征患者经皮冠状动脉介入治疗后血栓形成的风险[37]。ASRA和欧洲指南建议术前停用氯吡格雷7天，而北欧指南则建议停用5天。北欧指南的制定基于每日新生血小板比例为10%～15%，抗血小板药物停用5天后，正常功能的血小板占50%～75%[38]。北欧指南建议拔出导管后恢复抗血小板治疗，而欧洲指南建议拔出导管6小时后再恢复抗血小板药物治疗。氯吡格雷可在脊柱手术后12～24小时重新服用，而普拉格雷或替卡格雷由于抗血小板作用起效迅速，ASRA指南建议术后24小时再恢复使用。

ASRA指南建议低风险手术可不停用ADP受体抑制剂，中等和高风险手术前7天停用氯吡格雷。血栓栓塞的危险因素包括同时使用多种抗血小板药物、高龄、进行性肝或肾疾病，以及异常出血史。对于血栓栓塞的高危患者，建议术前停用氯吡格雷5天，并监测血小板功能。在停用氯吡格雷、普拉格雷或替卡格雷后，低分子肝素（LMWH）"桥接"治疗可用于血栓栓塞高风险的患者，并在术前24小时停用。

2.5.4 口服华法林

低风险手术术前应考虑停用华法林。指南建议，当国际标准化比值（INR）达标（<3.0）时，手术是安全的[39]。中、高风险手术则建议术前5天停用华法林，并确认国际标准化比值正常化（≤1.2）后进行手术，术后第二天可重新使用华法林。

2.5.5 静脉注射肝素

普通肝素可以灭活 Ⅰa、Xa和ⅨXa因子。肝素的半衰期为1.5～2小时，给药后4～6小时起效。肝素的作用是通过活化部分凝血活酶时间（APTT）来监测的，当APTT为初始值的1.5～2.5倍时，即可实现治疗性抗凝。

在低、中、高风险手术之前，静脉注射肝素至少应停用6小时，术后至少2小时内不应恢复使用。在中、高风险的手术后，尤其是有大量失血的手术，24小时内不应恢复使用肝素。

2.5.6 皮下肝素

低剂量肝素（每8～12小时皮下注射5000单位）的抗凝作用是通过抑制由肝素介导的活化因子Xa实现的。应用肝素治疗后40～50分钟抗凝作用最强，4～6小时抗凝效果逐渐消失。中等风险手术前应停用皮下肝素至少6小时，而高危手术则须停用24小时且APTT正常。低风险手术后至少2小时、中高危风险手术后6～8小时则可恢复注射皮下肝素。

2.5.7 低分子肝素

低分子肝素的血浆半衰期为静脉注射后2～4小时，皮下注射后3～6小时。ASRA指南建议在低、中、高风险手术前，至少预防性停用依诺肝素12小时。

当使用治疗剂量（1 mg/kg）的依诺肝素进行预防性抗凝时，指南建议术前停药24小时。低风险手术术后4小时恢复使用低分子肝素，中、高风险手术后至少术后12小时恢复。使用低分子肝素的患者，应谨慎使用影响止血的药物（如抗血小板、非甾体类抗炎药、选择性血清素再吸收抑制剂和其他抗凝血药物等）。

2.5.8 新型抗凝药物：达比加群、利伐沙班、阿哌沙班和依度沙班

新型抗凝剂半衰期短，不需要持续监测凝血功能。ASRA指南建议术前停用2～5个半衰期（表2.13）。

表2.13 新型抗凝剂的停用时间和恢复使用时间

	半衰期（小时）	微创手术前推荐停药时间（5个半衰期）a（天）	微创手术后推荐药物恢复使用时间b（小时）
达比加群	12～17	4	24
利伐沙班	9～13	3	24
阿哌沙班	15.2±8.5	3	24
依度沙班	9～14	3	24

注：a 考虑到慢性疼痛患者（老年人、椎管狭窄症）风险上升和一些微创手术的特点，建议在最后一次给药与中或高风险微创手术之间间隔5个半衰期。
b 包括中、高风险的手术；低风险手术应采用多方共同决策，可以考虑2个半衰期间隔。

2.6　注射药物

2.6.1　局部麻醉药

局部麻醉药广泛应用于脊柱疾病的诊断和治疗。神经消融术前常用局部麻醉注射来明确诊断，局部麻醉后疼痛即时缓解可以提示责任神经。局部麻醉药常与类固醇联合用于ESI等脊柱微创手术。然而，这些手术的治疗效果是局部麻醉的结果[40-41]。

酰胺类局部麻醉药很少引起过敏反应，因此广泛用于脊柱注射。对羟苯甲酸甲酯作为防腐剂可引起过敏反应[42]。因此，硬膜外注射[43]推荐使用无防腐剂的局部麻醉药。酰胺类局部麻醉药最终会被肝微粒体酶水解为无活性产物。

2.6.1.1　作用机制

局部麻醉药可分为离子型（正电荷）和非离子型弱碱。非离子型是脂溶性的，可透过神经鞘膜，所以其浓度越高，起效越快。每种局部麻醉药都有一个特定的酸解离常数（pKa），在此pH值下存在等量的离子和非离子型药物。与pKa值较高的局部麻醉药相比，pKa接近生理pH值的局部麻醉药的非离子型浓度更高，起效更快[44]。例如，利多卡因和罗哌卡因的pKa分别为7.8和8.1，故前者起效更快。碳酸氢钠能提高pH值，增加非离子型局部麻醉药浓度，缩短起效时间，从而提升神经阻滞效果[45]。非离子型局部麻醉药可穿透细胞膜，转化为离子型，阻断细胞内激活的钠通道[46]，失活的钠通道阻止神经纤维电脉冲的启动或推进。

局部麻醉药是通过肝微粒体酶进行代谢。因此，局部麻醉药在血浆中的清除率与肝血流量直接相关，充血性心力衰竭和肝病可降低局部麻醉药的代谢能力。

2.6.1.2　常用的局部麻醉药

不同的局部麻醉药作用浓度和持续时间不同。局部麻醉药注射至硬膜外腔可导致快速全身吸收和聚集。

2.6.1.2.1　利多卡因

利多卡因是一种广泛应用于局部麻醉的氨基酰胺类药物，起效时间短（0.5~15分钟），持续时间短（0.5~3小时），常用浓度为0.5%~2%，1%利多卡因在100 mL液体中含有1000 mg利多卡因（10 mg/mL）。利多卡因的最大推荐剂量为500 mg[47]。

2.6.1.2.2　布比卡因

布比卡因与利多卡因相比，起效慢（5~20分钟），持续时间长（2~5小时）。硬膜外镇痛和周围神经阻滞的常用浓度为0.25%~0.5%，该浓度即可诱导麻醉，又可将运动阻滞的风险降至最低。布比卡因静脉注射最大剂量为80 mg（16 mL 0.5%溶液），血管外使用的最大剂量为225 mg。

2.6.1.2.3　罗哌卡因

罗哌卡因是一种长效酰胺类局部镇痛药。罗哌卡因比布比卡因亲脂性差，导致其对大髓鞘运动神经的穿透能力下降[48]。罗哌卡因的低亲脂性也导致中枢神经系统低毒性，并能增加运动和感觉分化程度。因此，罗哌卡因不太可能引起心肺不稳定，且允许选择性阻断痛觉感受器。周围神经和硬膜外阻滞常用浓度为0.25%~0.75%。当用于感觉阻滞时，罗哌卡因的效力是布比卡因的2/3。

2.6.1.3　毒性

局部麻醉药意外进入血管内可能会引起中枢神经系统和心肺并发症，包括恶心、神志不清、惊厥、呼吸骤停和心脏抑制。通常情况下，在脊柱微创手术过程中，通过回抽技术与血管造影技术及时发现或明确局部麻醉药入血可减少此类不良反应的发生。手术过程中，与患者进行简短交流或及时识别中毒症状，可降低局部麻醉药入血的严重并发症的发生率。

2.6.2　类固醇

2.6.2.1　作用机制

皮质类固醇的合成代谢作用能有效地减少炎症反应，从而缓解疼痛。皮质类固醇主要通过调节淋巴细胞、抑制前列腺素合成、阻断免疫复合物沉积和降低毛细血管通透性来减轻炎症[49-50]。尽管类固醇具有抗炎的作用，但其在治疗慢性退

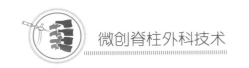

行性疾病中的应用仍有争议。最近，有研究报道了硬膜外注射局部麻醉药治疗[51]脊柱疾病的疗效。因此，应根据疾病的病理生理学改变来确定使用类固醇治疗的适应证和使用频率。

2.6.2.2 不良反应

鉴于其不良反应明显，皮质类固醇应谨慎使用。使用类固醇后24~48小时可能发生短暂发作性疼痛。糖尿病患者注射类固醇可提高术后数天的血糖水平。类固醇也会引起其他轻微症状，包括面部潮红、打嗝、失眠和情绪波动等[52-54]。此外，ESIs可引起粘连性蛛网膜炎、脑膜炎和硬膜外脂肪增多症[55-56]。长期使用类固醇可导致骨质疏松症、增加感染易感性、骨坏死、肌肉无力、白内障和库欣综合征。

2.6.2.3 脊柱类固醇注射

有研究报道，颈椎类固醇注射可引起微血栓形成。因此，在考虑使用此类手术治疗脊柱源性疼痛时，应该权衡类固醇栓塞的风险和手术的收益。颗粒型类固醇可以凝集足量的红细胞导致血

管栓塞[57]。非颗粒型类固醇则无该风险，但并非完全没有发生栓塞事件的风险。此外，颗粒型类固醇注射后的疼痛控制效果并不优于非颗粒型类固醇注射[58]。

在微创脊柱手术过程中，防腐辅料（PE）可引起神经毒性和超敏反应[59]。因此，建议使用不含防腐剂的地塞米松进行经椎间孔硬膜外类固醇注射（TFESIs）[60]。而苯甲醇在人体中的神经毒性从未被报道过。另外，苯甲醇过敏是相对罕见的。因此，尽管脊柱微创手术推荐使用不含防腐剂的地塞米松，但含有苯甲醇的地塞米松也可作为合理的替代方案。尽管存在一定的使用风险，在没有非颗粒型类固醇的情况下，颗粒型类固醇也可以用于腰椎TFESIs。在骶管和椎板间注射颗粒型类固醇是相对安全的，暂无证据表明于骶管和椎板间注射颗粒型类固醇会增大血管栓塞意外的风险。因此，建议尽可能使用非颗粒型类固醇，但如有必要，颗粒型类固醇也可用于骶管和椎板间注射。

参考文献

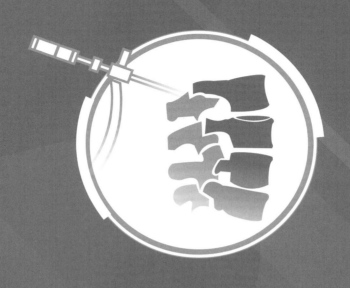

第三章

硬膜外入路：经椎间孔、经椎板间和经骶管

3.1 前言

硬膜外注射常用于治疗椎间盘突出、椎管狭窄和其他脊柱病变继发的轴性腰痛或神经根性疼痛[1]。轴性腰痛或神经根性疼痛不仅可由椎间盘突出或椎管狭窄导致的机械压迫引起，也可由纤维环撕裂后髓核脱出至硬膜外诱导炎症介质反应引起。硬膜外注射药物，包括类固醇和局部麻醉药在内，可通过消除炎性介质和阻断硬膜外痛觉刺激的传导来减轻疼痛。硬膜外注射可以通过多种手术入路完成：包括经椎板间硬膜外注射（ILEI）、经椎间孔硬膜外注射（TFEI）和经骶管硬膜外注射（CEI），仅用于治疗腰骶椎病变。

选择性神经根阻滞（SNRB）有时与TFEI互换使用。然而，SNRB仅沿目标脊神经注射少量的药物，而TFEI向硬膜外腔及神经根注射相对多的药物。SNRBs仅用于诊断疼痛来源，尤其适用于在临床症状、电生理诊断和影像学结果不明确或相互矛盾时，在确定治疗责任节段之前，对存在多节段脊柱病变的患者进行鉴别诊断。

3.2 颈椎

3.2.1 解剖学特点

颈椎共有7个颈椎椎体，8条颈神经根。第1颈神经根位于枕部和C_1之间，称为C_1神经根。C_2神经根位于C_1和C_2之间，随后的神经根由位于下方的椎骨序列进行编号。每条颈神经根从椎间孔的下、后半部分发出，前后成角约为45°，向下成角约为10°。

了解神经孔周围的血管结构对于安全有效地进行颈椎TFEI手术至关重要。椎动脉位于紧邻出口神经根的腹内侧。神经根动脉或节段性动脉是颈升动脉、颈深动脉和椎动脉的分支，穿过椎间孔，滋养出口神经根，再穿过硬脑膜，与脊髓前、后动脉吻合（图3.1）。因此，颈椎TFEI时，穿刺针通常是穿行在椎间孔后部避免穿刺损伤椎动脉（图3.2）。然而，根据Huntoon等的尸体研究，在经后路椎间孔入路颈椎TFEI时，约22%的颈升动脉及颈深动脉位于穿刺轨迹2 mm以内，存在血管穿刺损伤风险[2]。由于穿透或阻塞供应颈

脊髓或脑干的动脉分支会产生严重不良反应，因此，必须仔细识别神经根动脉的解剖变异[3]。

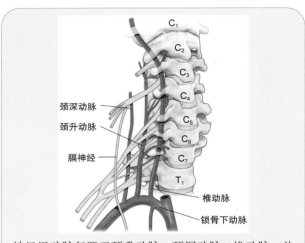

神经根动脉起源于颈升动脉、颈深动脉、椎动脉，并穿过神经孔

图 3.1 神经根动脉

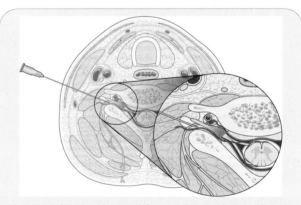

穿刺针应推进至神经孔背侧，避免刺入穿行于神经孔的椎动脉和神经根动脉

图 3.2 颈椎 TFEI 时穿刺针走行

3.2.2 手术技术

3.2.2.1 经椎板间入路

颈椎ILEI开始之前，患者取俯卧位，颈部屈曲。通过C形臂透视获得颈椎前后位（AP）视图，确定目标靶点。通常选择$C_{6\sim7}$或$C_7\sim T_1$椎板间隙作为靶区，因为该区域具有相对较宽的背侧硬膜外腔，可以安全有效地将药物注射到硬膜外腔。通过C形臂向尾侧倾斜透视可获得椎板间入路的理想图像。在无菌条件下完成针头穿刺部位皮肤的铺巾，并使用1 mL局部麻醉药麻醉。

22号Tuohy针在间断透视引导下，使用对侧斜位（CLO）或侧位视图来识别穿刺针的深度。

针头向前推进直到触及下椎板，注意防止针头向前穿透硬脑膜。然后将针调整到头倾方向，利用阻力减少技术（loss-of-resistance technique）继续向前推进，每次少于1 mm，注意感受黄韧带突破感，以防穿透硬脑膜；当针插入硬膜外腔时，手术者可感受到压力的落空感。注射造影剂确认针头在硬膜外腔，通过特征性硬膜外造影剂弥散模式（图3.3）确定最终位置。最后，向硬膜外腔注射4~6 mL的局部麻醉药和类固醇混合药物。

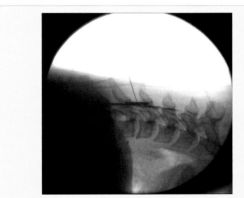

显示在颈部椎板间硬膜外注射时，造影剂扩散到背侧硬膜外腔

图 3.3　C 形臂透视（侧位视图）

当穿刺针位于中线或中线附近时，侧位透视可根据穿刺针与椎板轮廓的关系确定插入深度。

如果穿刺针位于中线外侧，侧位片可能会放大进针深度（译者注：由于椎板存在倾斜角度）。使用CLO视图可以避免这个问题，在这种视图中，透视光束平行于椭圆形的上、下椎板和针尖放置的椎板腹侧线（译者注：透视光线与椎板平行）。特别是在进行旁正中ILEI时，CLO视图可更清晰地显示这些解剖结构，准确地评估针头深度[3]（图3.4）。根据Park等的研究，当针尖位于棘突内时，从穿过棘突垂直方向60°的CLO视图在评估硬膜外腔时优于其他角度，而当针尖放在棘突旁侧的椎板内时，50°的CLO视图最合适（图3.5）[4]。

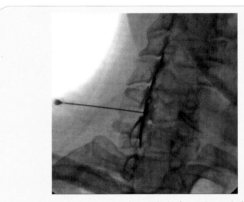

清楚显示腹侧椎板线，便于确定旁正中入路合适的针头深度

图 3.4　CLO 视图

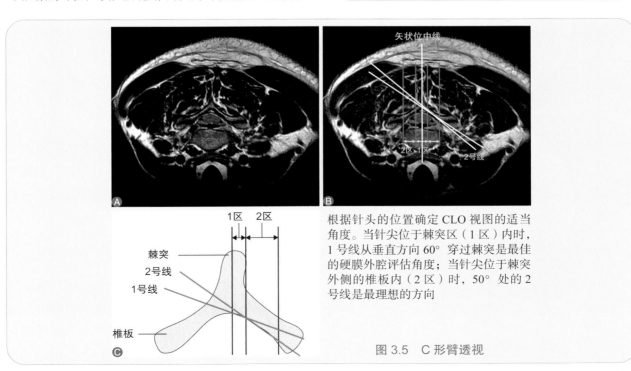

根据针头的位置确定 CLO 视图的适当角度。当针尖位于棘突区（1区）内时，1 号线从垂直方向60° 穿过棘突是最佳的硬膜外腔评估角度；当针尖位于棘突外侧的椎板内（2区）时，50° 处的 2 号线是最理想的方向

图 3.5　C 形臂透视

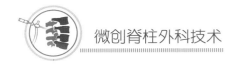

3.2.2.2 颈椎间孔入路

患者取平卧位，肩下垫一软枕，头部略微过伸。术前根据临床资料和影像学评估确定注射靶点，术中透视AP视图辨认对应的骨性解剖标志。然后将透视C形臂斜向同侧旋转40°～50°，获得所选椎间孔的最佳视图。将目标椎间孔背侧皮肤消毒铺巾后，注射局部麻醉药麻醉。

使用隧道视觉技术（tunnel vision technique）将25号穿刺针放置于形成椎间孔后界的上关节突（SAP）的中下1/3；这种方法需要将穿刺针平行于透视光束穿入，透视图像表现为目标上的单个放射不透明点（译者注：针头呈点状投影）。触及骨面后，针头稍微转向前方并缓慢推进入神经孔内。在AP视图中，针尖向前推进至关节突的内、外侧边界的中点。针尖不应超过此点，以免意外损伤椎动脉和神经根。此时，在实时透视下注射0.5 mL造影剂，显示造影剂沿神经根和硬膜外腔扩散，并确认血管或硬膜内无造影剂流动（图3.6）。缓慢注射最多2 mL局部麻醉药和类固醇的混合药物。

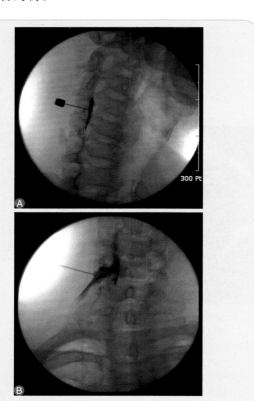

显示造影剂在斜位（图A）和AP（图B）视图中扩散到硬膜外腔

图3.6 颈椎TFEI的视图

3.2.3 并发症

颈椎硬膜外注射可能引起轻微的不良反应，包括非特异性头痛、恶心和呕吐、血管迷走神经反应、面部潮红、短暂性头晕和短暂性感觉异常。在TFEI过程中，穿刺损伤椎动脉或神经根动脉可产生血管栓塞和继发的脊髓或脑干栓塞性梗死，特别是当注射颗粒型类固醇形成血管内栓子时易发生。动脉内注射局部麻醉药可引起癫痫发作、心跳呼吸骤停或死亡。此外，ILEI也可能直接损伤脊髓或引起硬膜外血肿[5]。

3.3 胸椎

3.3.1 解剖学特点

胸椎每条脊神经均由相应椎间孔的后上半部分发出。例如，T_2脊神经从T_2和T_3之间的椎间孔发出。

上胸椎节段（$T_{1\sim8}$）的解剖结构特点包括椎板的形态、狭窄的肋骨间隙和较宽的横突基底部，使得椎间孔难以识别。因此，在胸椎TFEI和SNRB手术中准确放置直的穿刺针较困难，弯曲的穿刺针可使定位更加精准。

在胸椎ESI中，主要的解剖关注点是靠近胸腔内器官，如肺、胸膜、纵隔和心脏，以及保护这些结构的肋骨。每根肋骨均与下位椎体横突侧缘的椎间孔下半部分接触。肋骨和椎体之间的这种解剖关系允许医师使用肋骨来评估穿刺深度，以防损伤胸腔内器官，并将针头引导至椎间孔。

此外，在下胸椎行TFEI或SNRB时，手术医师应避免穿透Adamkiewicz动脉，这是T_9以下供应胸椎脊髓的最大前神经根动脉。由于其体积粗大、供应区域广，TFESI或SNRB有穿刺损伤该动脉的风险，血栓栓塞后可导致灾难性的并发症，包括脊髓梗死引起的下肢截瘫。

3.3.2 手术技术

3.3.2.1 经椎板间入路

胸椎ILEI通常采用旁正中入路。重叠的胸椎棘突明显向下成角，使正中（中线）入路困难，特别是在中上段胸椎。

C形臂透视获得标准正侧位视图，轻微的头偏或尾偏可以最大限度地看到椎板间隙。进针点选择患侧椎板间隙的旁正中区域，再将C形臂向同侧旋转约5°，获得穿刺路径图像，在透视下推进22号Tuohy针，使用CLO视图实时监测针头穿刺深度。

用阻力减少技术穿透黄韧带，将针头置入硬膜外腔。然后，注射造影剂以确认在硬膜外腔，显示为特征性硬膜外造影剂扩散图像。此时，向硬膜外腔注射局部麻醉药和类固醇的混合物（4~6 mL）。

3.2.2.2 经椎间孔入路

患者取俯卧位，通过C形臂透视获得正侧位视图，然后将C形臂向患侧旋转10°～20°，获得穿刺路径图像。穿刺进针点定在肋骨的后上方，靠近肋骨内侧和下位椎体横突的交界处（图3.7）。然后在透视下置入穿刺针，直至触及肋骨的后上侧面，之后将针尖偏后穿过横突的外边界，进入椎间孔。该方法可避免穿刺损伤胸腔内脏器。

侧位视图中针尖应定位于椎间孔的后缘和上关节突的前缘，AP视图中针尖定位于椎弓根的6点钟位置。确认后再将针尖向前推入椎间孔的中间或后部区域。由于血管丛通常位于椎体的后缘，这种方式有助于防止注射入血管。注射造影剂验证其扩散至硬膜外腔，最后注射局部麻醉剂和类固醇的混合物。

3.3.3 并发症

严重的不良反应或并发症很少。Botwin等发现，在接受了39次注射的21名患者中，并发症包括注射部位疼痛（7.7%）、面部潮红（5.1%）、短暂性非体位性头痛（2.6%）、注射当晚失眠（2.6%）和注射当晚发热（2.6%）[6]。

3.4 腰骶椎

3.4.1 解剖学特点

腰椎神经根在椎弓根下方以不同角度沿椎间孔上部行走。与下腰椎神经根相比，上位腰椎神经根更靠近椎间孔下方，向外延伸更接近椎间盘水平；腰椎神经根越低，神经根在椎间孔内的位置越高（图3.8）。"安全三角"是神经根上TFEI或SNRB的经典入路部位。此三角形定义为椎弓根水平基底部、椎体外侧边界和连接对角的神经根之间的区域。Kambin三角是神经根下或椎间盘后（infraneural or retrodiscal）TFEI的另一个入路部位。Kambin三角是指神经根的下半部、上关节突的前部和下位椎体的上终板之间的区域。

解剖学上，椎间孔下方遇到神经根动脉的可能性更小，入路更安全。部分医师更倾向于选择神经根下手术入路，而非经典的神经根上入路TFEI。

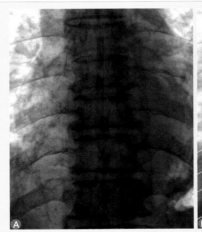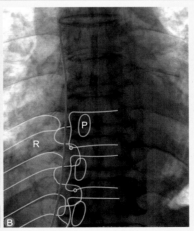

P：椎弓根；R：肋骨

图 3.7 胸椎 TFEI 的靶点（红点）和纵隔线（蓝线）

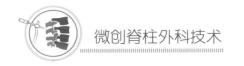

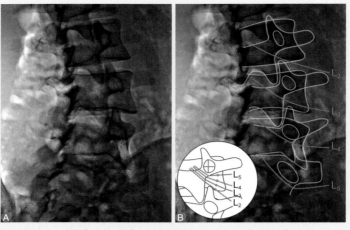

在神经孔内，上腰神经根下降更陡峭，下腰神经根位置更靠近椎间孔上方

图 3.8 腰神经根出神经孔的位置

透彻理解骶骨解剖结构对于骶骨TFEI和SNRB手术的安全性和精确性是很重要的。骶骨呈弯曲楔形，由5个融合的骶椎组成。4对骶孔中每对均是由其上、下融合的骶椎形成，骨盆面和骶背面分别有骶前孔和骶后孔，是骶前神经根和骶后神经根及伴随血管的通道。在X线片上，骶前孔和骶后孔在AP视图上重叠。虽然它们通常难以区分，但骶后孔呈小圆状，而骶前孔呈曲线状（图3.9）。

3.4.2 手术技术

3.4.2.1 经椎板间入路

患者取俯卧位或侧卧位，获得标准或头偏的正侧位片。靶点目标选择在患侧责任节段或在尾端一个节段的上位椎板间隙。22号的Tuohy针在靶点稍尾侧进针，针头偏向旁正中的椎板间隙穿入。为降低穿刺损伤硬膜的风险，穿刺针应以倾斜角度而非垂直进入。

本节描述的方法中，穿刺针是在多平面成像的弹道视图引导下置入的。通过CLO视图和（或）侧位视图来确认针头的深度，可清晰显示腹侧椎板间线或棘突椎板线。在引导穿刺针进入椎板间隙时，CLO视图优于侧位视图。阻力的微妙变化标志着黄韧带已穿透，推注空气或盐水阻力的消失也意味着进入硬膜外腔。C形臂正侧位透视下注射1.0~2.0 mL造影剂，确认硬膜外针头的正确置入（图3.10）。明确造影剂扩散范围为硬膜外腔后，注入5~6 mL局部麻醉药和类固醇的混合物。

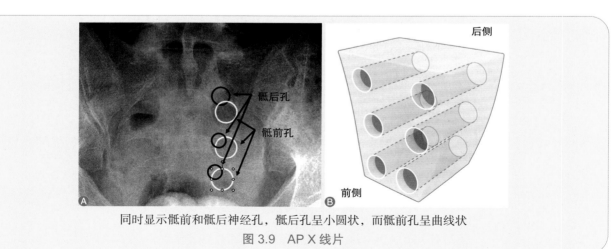

同时显示骶前和骶后神经孔，骶后孔呈小圆状，而骶前孔呈曲线状

图 3.9 AP X 线片

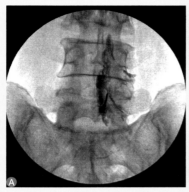
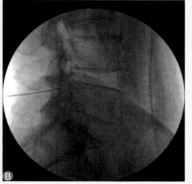

显示造影剂流入硬膜外腔：AP（图 A）和侧位（图 B）视图

图 3.10　在腰椎经椎板间隙硬膜外注射透视 X 线片

3.4.2.2　经椎间孔入路

3.4.2.2.1　神经根上入路

患者取俯卧位，C形臂向尾侧或头侧方向旋转，直到下位椎体的上终板呈一条直线，下位椎体的终板平行意味着是标准的AP视图。然后将C形臂向患侧旋转20°～30°，直到清晰显示"斯科蒂犬（Scotty dog）"的形态。横突、椎弓根、下关节突、上关节突分别表现为狗的鼻子、眼睛、前腿、耳朵。摄片时倾斜角度越大，穿刺路径越平钝、越靠近背内侧位置。椎间孔狭窄患者使用该方法更容易穿入椎间孔。相反，摄片倾斜角度越小，穿刺针轨迹越陡直且更靠近腹侧位置。

透视引导下，使用隧道视觉技术将针头置于椎弓根6点钟位置下方。斜位片上应避免将穿刺针穿过椎弓根正中位置内侧，减少穿刺损伤硬脊膜的风险。注射造影剂确认针尖在硬膜外腔内，且没有血管内、硬膜内或软组织内的扩散。侧位片显示造影剂存在于腹侧硬膜外腔（图3.11）。最后注射局部麻醉药和类固醇的混合物。

3.4.2.2.2　神经根下入路

由于穿刺靶点为椎间孔的下1/3或椎间孔的底部，这种技术称为神经根下入路。同时，靶点也是椎间盘纤维环的后部或穿过神经根的背根神经节（DRG）近端，故又称为椎间盘后或神经节前入路。该入路的优点是可将药物注射至椎间盘水平后方的硬膜外腔，并可沿行走神经根浸润。当然，该技术也存在穿刺进椎间盘的风险。

神经根下与神经上入路操作步骤相同，只是针头的靶点目标是与腰骶椎间盘造影术相似的Kambin三角，针头应尽可能低地穿刺至椎间孔的下1/3处（图3.12）。

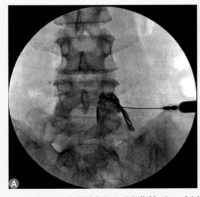
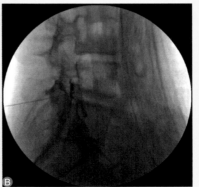

显示造影剂流入硬膜外腔：斜位（图 A）和侧位（图 B）视图

图 3.11　腰椎 TFEI 透视 X 线片

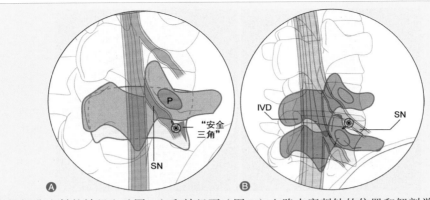

显示腰骶椎经椎间孔注射的神经上（图A）和神经下（图B）入路中穿刺针的位置和解剖学因素。P：椎弓根；SN：神经根；IVD：椎间盘

图3.12　透视图像和对应解剖示意

3.4.2.2.3　S₁经椎间孔注射

S₁经椎间孔入路是经骶后孔进行注射的。由于AP视图中S₁骶前孔和骶后孔重叠不易区分，很难获得S₁骶后孔的最佳视图。故将C形臂向头侧倾斜分离椎间孔，显露S₁后路椎间孔。在标准正位视图中，S₁上终板应与L₅下终板平行对齐。若骶后孔仍不清楚，可将C形臂再旋转5°～10°，应清晰显示S₁椎弓根和S₁骶后孔的上外侧边缘。

在透视引导下，使用隧道视觉技术置入穿刺针，直到触及S₁骶后孔的上外侧边缘骨面。进入骶后孔前，须确认针头的深度和穿刺方向。然后，将针头向前推进至针尖达骶骨后缘前1～2 mm，侧位视图确认针头没有穿过骶前孔进入骨盆内（图3.13）。由于该区域血管丰富，药物注射风险较高，须在实时透视引导下注射造影剂，避免药物注射入血管内。

3.4.2.3　经骶管入路

患者取俯卧位，双腿外展。在确定骶骨裂孔后，脊柱穿刺针以45°角经骶骨裂孔置入骶尾韧带。当穿过骶尾韧带时，医师会感到"砰"的突破感，然后针头向前推进至骶管内壁。之后，侧位透视下将针尖稍微收回，再向前推进至骶管内。实时透视下注射造影剂确定针头位置，确保没有静脉内或蛛网膜下腔扩散（图3.14）。注射10～15 mL局部麻醉药和类固醇混合液。

3.4.3　并发症

腰椎硬膜外注射可引起硬膜穿刺伤、硬膜下或血管内注射、脊髓损伤、颅内空气注射、神经损伤、血管损伤、感染、脓肿或血肿形成、硬膜外脂肪增多症、脑血管或肺栓塞、头痛、颅内压增高、脑损伤、死亡和类固醇不良反应等并发症。

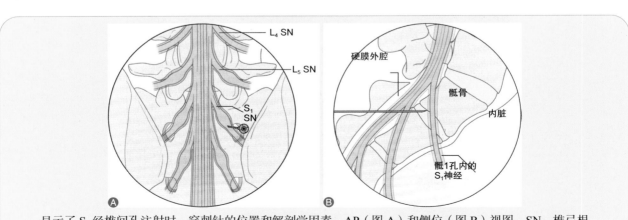

显示了S₁经椎间孔注射时，穿刺针的位置和解剖学因素：AP（图A）和侧位（图B）视图。SN：椎弓根

图3.13　透视图像和配套解剖示意

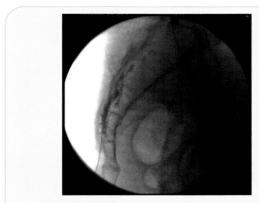

显示经骶管硬膜外注射后有造影剂流入硬膜外腔

图 3.14　侧位透视

与预期不同的是，有研究表明，持续使用与出血倾向相关的药物，如华法林、肝素、阿司匹林和氯吡格雷，并不会增加硬膜外血肿的发生率，也不会加重背痛或神经根性痛[7]。

3.5　文献回顾

3.5.1　颈椎硬膜外注射的临床疗效

系统回顾和Meta分析结果显示颈椎TFEI可取得有意义的短、中期疼痛缓解和保守治疗疗效。然而，由于缺乏安慰剂或积极标准护理对照组的对照研究，被认为证据质量较低。此外，由于存在死亡和灾难性神经损伤等严重并发症的风险，其临床收益可能会减少[8-9]。

一项高质量随机对照试验（RCT）的二级证据表明，颈椎ILEI术后随访12～24个月的结果显示，颈椎间盘突出、椎间盘源性疼痛、椎管狭窄或术后综合征患者疗效明显[10]。

3.5.2　颈椎TFEI和ILEI入路比较

据报道，TFEI在治疗颈椎间盘突出引起放射性疼痛方面优于ILEI。TFEI入路可将药物直接注射至受累的背根神经节周围，而ILEI注射到背侧硬膜外腔常不能扩散到背根神经节周围[11]。与ILEI相比，TFEI有望在神经根性颈椎病患者中获得更好的治疗效果和更低的再次手术率[11-12]。

然而，由于轴性颈痛源自腹侧硬膜外腔，而TFEI无法直接将药物注射至该间隙，故TFEI治疗轴性颈痛的效果并不优于ILEI。颈椎TFEI体位

为仰卧位，穿刺针指向椎间孔后侧以免穿透椎动脉。与腰骶椎TFEI[13]相比，颈椎TFEI主要的不足是不能将药物直接注射至腹侧硬膜外腔。此外，与TFEI相比，旁中央ILEI能更有效地在腹侧硬膜外腔显影，血管渗透和不适感也更少。因此，旁中央ILEI是一种更安全、更合适的将药物注射至腹侧硬膜外腔的手术技术[14]。

3.5.3　胸椎硬膜外注射的临床疗效

一项关于胸椎间盘突出、神经根炎及椎间盘源性疼痛的中段胸痛患者的随机对照研究显示，随访2年后，胸椎ILEI中单纯局部麻醉药组71%的患者有显著改善，而类固醇和局部麻醉药混合组80%的患者症状有显著改善[15]。

3.5.4　腰椎硬膜外注射的临床疗效

5项系统回顾一致认为硬膜外注射对腰骶椎间盘突出症患者有效，且证据水平较高[16-20]。虽然支持短期临床疗效的证据强度高，但支持长期疗效的证据可信度却比较低[17, 20]。有学者指出硬膜外注射的临床疗效会随着时间的推移而降低，且不能延长。然而，长期随访的临床结果不理想不能归咎于硬膜外注射，其本质原因在于注射药物诱导的药理作用随着时间的推移明显减弱[21-23]。因此，硬膜外注射的主要目的是快速控制疼痛，而非提供持久的临床疗效。

第一次硬膜外注射后疼痛部分减轻的患者中，定期接受2～3周间隔重复硬膜外注射的患者，比不定期、按需反复注射的患者疼痛缓解效果更好、更持久，且后者还需要更多次数的硬膜外注射。在颈椎间盘突出和椎管狭窄的患者中也观察到这种定期重复注射的临床益处[24-25]。

3.5.5　3种不同入路的腰椎硬膜外注射的比较

新近的关于比较不同入路腰椎硬膜外注射临床疗效的Meta分析表明，TFEI优于ILEI和CEI[26-27]。

鉴于轴性背痛和神经根性下肢痛主要源于硬膜外腹侧间隙内的窦椎神经、神经根鞘和背根神经节，药物注射的主要靶点是腹侧硬膜外腔而非背侧硬膜外腔[28-29]。因此，部分医师更倾向于选

择TFEI，因为可直接将药物注射到腹侧硬膜外腔[30-33]，而ILEI则是将药物注射到背侧硬膜外腔，期望药物随后扩散到腹侧间隙[34-37]。

在比较TFEI和ILEI临床疗效的10项随机对照试验研究中，5项研究结果显示无显著差异[28, 38-41]，4项结果则显示TFEI在3～12个月的随访中有明显更好的临床疗效[42-45]，1项研究结果则指出TFEI在短期内更有效，2周后这种优势逐渐减弱[46]。在2项非随机对照试验研究中，一项研究发现两种技术[47]之间无显著差异；另一项研究则发现TFEI的临床疗效优于ILEI[34]。总体而言，TFEI治疗腰椎间盘突出症引起的疼痛和功能障碍的临床效果，与ILEI相比并无明显差异。

部分研究表明TFEI比ILEI能更有效地将药物注射至腹侧硬膜外腔[42-44, 48]，同时有部分研究表明，ILEI同样能够将药物有效输送到腹侧硬膜外腔[39, 49-50]。ILEI与TFEI相比，腹侧硬膜外腔药物扩散程度相当[38, 51]。

在4项比较TFEI和CEI的随机对照试验研究中，3项研究结果显示6个月的随访后TFEI的临床效果优于CEI[43-45]，1项研究结果显示CEI优于TFEI[52]。值得注意的是，后一项研究比其他三项研究中CEI使用了更大的药物剂量（超过30 mL）。在2项非随机对照试验研究中，一项发现TFEI的临床疗效优于CEI[53]，而另一项发现2种技术[47]之间并无显著差异。总的来说，TFEI治疗腰椎间盘突出症相关疼痛的临床结果与CEI相比无优劣之分。

3.5.6　经椎板间正中入路与旁正中入路腰椎硬膜外注射的比较

部分医师倾向于中线入路，但也有部分医师认为在腰椎ILEI[54]中，旁正中入路能更有效地使药物向腹侧扩散。然而，在腰椎和颈椎的相关研究均表明，正中入路和旁正中入路两种技术之间的治疗效果没有显著差异[54]。

3.5.7　颗粒型类固醇与非颗粒型类固醇比较

颗粒型类固醇与非颗粒型类固醇相比，具有储存效应方面的优点。然而，有报道称，颈椎TFEI使用颗粒型制剂后出现永久性神经并发症。颈椎TFEI如不慎将颗粒类固醇注射入动脉内（椎动脉和神经根动脉），可能引起血管阻塞导致栓塞性梗死。

近期的临床研究结果表明，非颗粒型类固醇应视为硬膜外注射的一线药物。与颗粒型类固醇相比，非颗粒型类固醇在减轻疼痛或功能预后方面无显著差异，而颗粒型类固醇可能会产生严重的并发症[55-56]。

参考文献

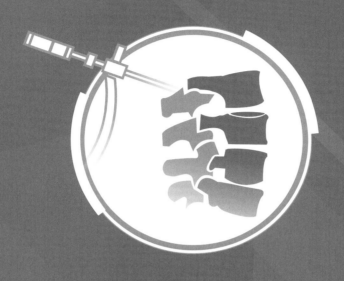

第四章

脊神经内侧支阻滞

4.1　前言

关节突关节磨损（退行性改变）或急性损伤引起的小关节（或关节突关节）源性腰痛是脊柱疾病患者常见的症状[1-4]。其病理性疼痛范围并不局限于小关节，也可牵涉至周围区域（牵涉性疼痛，图4.1）[5-7]。内侧支神经是从脊柱关节突绕行并将疼痛信号从小关节传递到大脑的神经[8]。脊神经背内侧支支配小关节、部分背侧椎板、部分椎旁肌（多裂肌）[9]。其中，小关节是唯一能引起疼痛的生理结构。早期内侧支阻滞主要用于明确疼痛来源是否为小关节源性，而后有研究发现内侧支神经阻滞（MBNB）能减轻疼痛。因此，内侧支阻滞逐渐用于减轻小关节源性疼痛。

内侧支阻滞减轻小关节源性疼痛的确切机制尚不清楚。但是，抑制疼痛信号的神经传递是该机制的一个关键部分。局部麻醉药，如布比卡因和利多卡因，以及类固醇药物常作为内侧支阻滞的注射药物。局部麻醉药能阻断轴突传输，抑制疼痛性放电[10-14]。类固醇则能抑制疼痛性C型-神经纤维内的传导[15-17]。

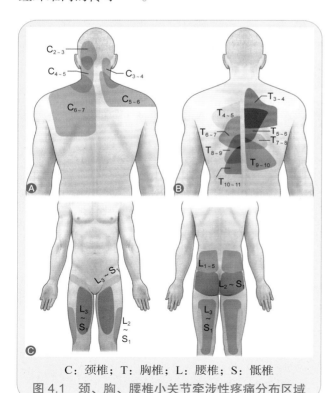

C：颈椎；T：胸椎；L：腰椎；S：骶椎

图4.1　颈、胸、腰椎小关节牵涉性疼痛分布区域

4.2　颈椎

4.2.1　解剖学特点

每条颈神经根背支（除第一支外）都分为内侧支和外侧支。外侧支支配颈长肌、颈夹肌和颈髂肋肌。除第一、第二背侧支外，其余每条背支的内侧支均从相应关节突关节后方绕过，支配相邻的两个关节突关节和多裂肌[18]。

在典型的颈椎节段（$C_{3\sim4}$至$C_{6\sim7}$）解剖中，每个关节突关节都由相应的两条内侧支的小关节分支共同支配：一条在关节上方，另一条在关节下方[18]。例如，C_3和C_4内侧支共同支配$C_{3\sim4}$小关节。因此，$C_{3\sim4}$至$C_{6\sim7}$范围内的小关节阻滞应同时阻断相邻两条内侧支。

第三颈神经根背支的内侧支分为深内侧支和浅内侧支[19]。深内侧支绕关节突关节腰部位置走行，并向$C_{3\sim4}$小关节发出一支关节支。浅内侧支是第三枕神经，绕$C_{2\sim3}$小关节的背外侧面走行并支配该关节。

C_7内侧支的走行存在解剖变异，与C_7椎体位置关系不固定[20]。偏高位走行时可沿C_7的上关节突尖通过，而偏低位走行时则可沿C_7横突根部通过。

4.2.2　手术技术

虽然后方入路是可行的，但侧方入路技术更简单、操作更容易。患者取侧卧位，患侧朝上，调节C形臂使目标靶点位于X线中心，获得真实可靠的标准颈椎侧位片（译者注：注意穿刺深度，避免穿透至对侧，图4.2）。如果没有标准的侧位片，容易造成针头指向对侧进针。常规进针点及术区周围皮肤消毒，手术的阻滞靶点为支配颈椎小关节的两条垂直相邻的内侧支。

4.2.2.1　$C_{3\sim6}$内侧支阻滞（图4.2）

（1）目标靶点是同节段的关节柱（articular pillar）中心的内侧支神经，也是关节柱对角线的交点。

（2）进针点选靶点正上方，C形臂透视光束应与穿刺针平行成一条直线，使针尽量靠近靶点。针头缓慢推进，直至抵达关节柱位置。

（3）正侧位透视确认针尖位置，注射0.2 mL造影剂确认针尖未穿入静脉内，造影剂向两侧扩散并填充相应关节柱的腰部。

（4）诊断性阻滞时，每条内侧支可注射0.5 mL利多卡因，确定疼痛的颈椎小关节。而治疗性阻滞时，每条内侧支最多可注射2 mL局部麻醉药与类固醇的混合物。

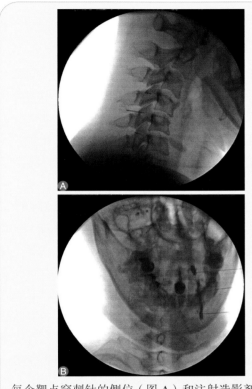

每个靶点穿刺针的侧位（图A）和注射造影剂后的前后位（图B）视图

图4.2　透视引导下左侧 C₄~₆ 内侧支阻滞

4.2.2.2 C₇内侧支阻滞

（1）C₇内侧支有解剖变异，可在关节柱的高、低或浅表等不同平面上走行，单一靶点注射不能保证C₇内侧支阻滞成功。因此，C₇内侧支阻滞成功需要完成3个靶点的注射（图4.3）。第一个位于上关节突基底部，且在横突上方，第二个位于上关节突尖部，第三个位于第二个靶点水平向背侧浅表3~5 mm。

（2）穿刺和造影剂注射方法同C₃~₆内侧支阻滞。

（3）C₇内侧支诊断性阻滞时，3个靶点各注射0.3 mL利多卡因。

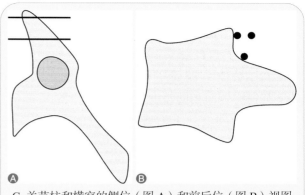

C₇关节柱和横突的侧位（图A）和前后位（图B）视图

图4.3　C₇内侧支的3个可能位置（黑线和黑点）

4.2.3 并发症

颈椎内侧支阻滞的并发症很罕见，术后并发症的相关报道也很少。而潜在的并发症包括造影剂或局部麻醉药的过敏反应、血肿、感染和注射部位不适感。颈髓损伤也有报道，是可能的并发症之一[21]。

4.3 胸椎

4.3.1 解剖学特点

在每节胸段水平，胸神经背支都靠背下方穿过由相邻横突的上下缘、关节突关节内侧面和上肋横韧带外侧缘形成的孔状结构。此后，胸神经背支分为内侧支和外侧支[22]。外侧支向外延伸并支配部分胸背部肌肉，包括肋提肌、胸最长肌、髂肋肌和棘肌。而内侧支穿过横突间隙向背侧弯曲绕行，经横突的上外侧角，从内下方走行于横突的背侧面[22]，进而支配胸椎小关节。

每个胸椎小关节都受同一节段背内侧支和起源于上一节胸神经根背内侧支共同支配[23]。因此，要完全控制一个小关节源性疼痛，必须同时阻断两条内侧支神经。例如，T₄~₅小关节疼痛的阻滞靶点是T₃和T₄的内侧支。

4.3.2 胸椎内侧支阻滞

（1）患者取俯卧位。

（2）C形臂透视目标胸椎的标准正位视图，调整透视角度使椎间盘上下终板平行，并使横突的上外侧部分清晰可见。

（3）常规消毒铺巾，25号穿刺针进针至阻滞靶点。具体靶点（下面列出）视每节胸椎内侧支不同的走行解剖位置而定（图4.4、图4.5）。

T$_{1~4}$、T$_9$和T$_{10}$分支：胸椎横突的上外侧角。

T$_{5~8}$分支：肋骨（略高于横突的上外侧末端）与横突背面相同深度处。

T$_{11}$和T$_{12}$分支：上关节突和横突的交界处。

（4）正侧位片确定针尖位置，抽吸试验确认无血液或脑脊液渗漏。

（5）注射0.1～1 mL造影剂，确认针头最终位置。

（6）诊断性阻滞以鉴别胸椎小关节源性疼痛

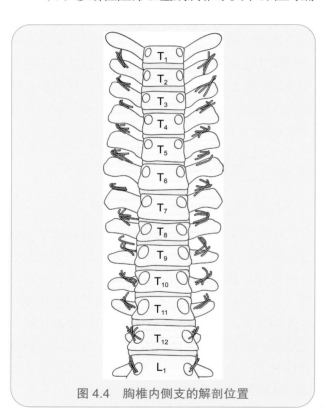

图 4.4　胸椎内侧支的解剖位置

时，每条内侧分支注射0.5 mL利多卡因。而治疗性阻滞时，每条内侧支最多可注射2 mL局部麻醉药与类固醇的混合物。

4.3.3　并发症

胸椎内侧支阻滞的并发症包括气胸、神经根损伤、脊髓损伤、过敏反应、血肿、感染及注射部位不适等。

4.4　腰椎

4.4.1　解剖学特点

腰椎共有5个椎体，前柱支撑中心为椎间盘，而后侧及外侧支撑中心为小关节。腰椎小关节属于滑膜关节，上关节突关节面朝向下位腰椎后内侧，而下关节突关节面朝向上位腰椎前外侧[24]。腰椎小关节含有滑膜和透明软骨表面，纤维关节囊包绕，容积为1～1.5 mL[25]。

L$_{1~4}$背支是发自腰椎神经根的短神经（图4.6），每条神经都在靠近下位横突的上边界向后方走行。L$_5$背支则较长，越过骶骨翼顶部走行[8, 26]。L$_{1~4}$背支穿过相应椎体的横突时，可分为内侧支、中间支和外侧支[26]。L$_5$背支分为内侧支和一条相当于L$_{1~4}$背支中间支的分支。外侧支和中间支共同支配髂腰肌和最长肌，而内侧支支配腰椎小关节。背支神经穿过横突顶部，沿着横突根部和上关节突基底部交界处的骨面走行[26]。随后，内侧支绕上关节突基底部向内侧走行，最后穿过椎板形成多个小分支，支配多裂肌、棘间肌、椎旁韧带及其上、下两个关节突关节[25]。

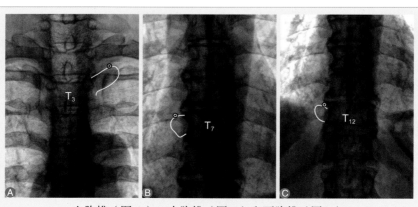

上胸椎（图A）、中胸椎（图B）和下胸椎（图C）

图 4.5　透视引导下显示胸内侧支阻滞靶点（圆圈）

L₅内侧支穿过骶骨翼，沿骶骨翼与骶骨上关节突根部所交界形成的神经沟走行[26]。随后，绕

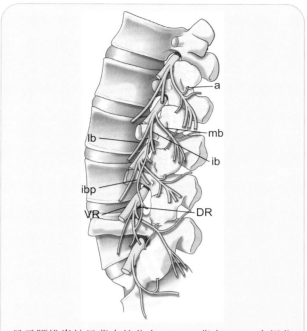

显示腰椎脊神经背支的分支。DR：背支；ib：中间分支；ibp：中间支丛；lb：外侧支；mb：内侧支；a：关节支；VR：腹侧支

图4.6　腰椎左后位视图

L₅~S₁小关节基底部向内侧走行，并分出关节分支支配该小关节。因此，腰椎小关节阻滞须同时阻断两条内侧支。例如，L₄~₅小关节阻滞须以L₄和L₅的上关节突和横突的交界处（L₃、L₄内侧支）为靶点。而L₅~S₁小关节阻滞则以L₅横突、骶骨翼与S₁上关节突的交界处（L₄、L₅内侧支）为靶点。

4.4.2　腰椎内侧支阻滞

（1）患者取俯卧位。

（2）C形臂透视目标腰椎的标准正位视图，调整透视角度使靶点上位椎间盘上下终板平行，再将C形臂沿目标小关节方向旋转25°～30°，清晰显露腰椎小关节的关节面。

（3）L₁~₄内侧支阻滞时，靶点取上关节突和横突的交界处，穿刺针缓慢推进至触及骨面。侧位视图显示针尖在"斯科蒂犬（Scottie dog）"图像中"狗"的"眼睛"位置。而L₅内侧支阻滞时，靶点为骶骨翼和骶骨上关节突基底部的交界处。

（4）注射0.5 mL造影剂，确认血管内无扩散。腰椎内侧支阻滞时，每根神经发生血管内扩散的概率约为6%（图4.7）。

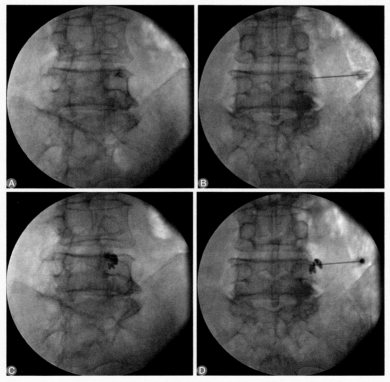

斜位（图A）和前后位（图B）视图显示穿刺靶点，且斜位（图C）和前后位（图D）视图可显示造影剂注射结果

图4.7　透视引导下右L₄内侧支阻滞

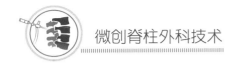

（5）诊断性阻滞时，每条内侧分支注射0.5 mL利多卡因。而治疗性阻滞时，每条内侧支最多可注射2 mL局部麻醉药与类固醇的混合物。

4.4.3 并发症

腰椎内侧支阻滞穿刺过程中没有损伤重要解剖结构的可能性，是一种相对安全的手术技术。潜在的并发症包括造影剂或局部麻醉药的过敏反应、血肿、感染和注射部位不适感。

4.5 文献回顾

4.5.1 颈椎内侧支阻滞

颈内侧支阻滞最常用来诊断颈椎小关节源性颈痛。如患者经颈椎内侧支阻滞注射利多卡因后疼痛可缓解80%并维持2小时以上（或注射布比卡因后可维持3小时以上），则认为是颈椎小关节源性颈痛的诊断标准（部分学者认为减少50%即可作为诊断标准）。以往研究大多使用0.5 mL局部麻醉药用于诊断性内侧分支阻滞。然而，Cohen等在2010年的研究提出，使用0.5 mL局部麻醉药进行阻滞时，有数例患者因药物扩散至其他结构部位引起颈痛，而局部麻醉药注射量由0.5 mL改为0.25 mL时，诊断的精密度和准确度更高[20]。因此，建议在颈椎内侧支的诊断性阻滞中减少注射药物用量。

Manchikanti等在2006—2010年进行了3次治疗性颈内侧支阻滞的随机对照试验，结果表明颈内侧支阻滞治疗慢性颈小关节疼痛是有效的[27-29]。无论是否使用类固醇，只要使用布比卡因阻滞就能有效缓解小关节源性慢性颈痛，且镇痛效果无显著性差异。Manchikanti等还提出了内侧支阻滞的治疗效果可持续1~2年。2010年，Klessinger对312名颈椎术后持续颈痛的患者进行了诊断性颈内侧支阻滞（局部麻醉药和类固醇），随访至少6个月并进行了回顾性分析，结果显示治疗有效率为52.9%[30]。2016年，Persson等进行的前瞻性研究分析47名挥鞭伤慢性颈痛患者应用0.5 mL布比卡因行颈内侧支阻滞的疗效，治疗有效率只有约30%[31]。

尽管证据可能不够充分，但既往的几项研究

中，治疗性颈内侧支阻滞后的阳性结果表明，该手术可能是治疗颈小关节源性疼痛的一个很好的选择[27-31]。还需要更多设计良好的随机对照试验，来验证颈椎内侧支阻滞对颈椎小关节源性疼痛的治疗效果，并确定适当的手术干预标准。此外，一些研究结果称，单独用局部麻醉药与使用局部麻醉药和类固醇混合物的治疗效果相似，这也需要进一步的研究证明。

超声引导下内侧支阻滞可消除辐射暴露风险、缩短手术时间，在临床中应用也越来越多[32]。

4.5.2 胸椎内侧支阻滞

胸椎小关节源性疼痛的发生率相对低于颈腰椎，因此对胸椎内侧支阻滞的研究比对颈腰椎内侧支阻滞的研究更少。既往研究发现，胸椎小关节源性疼痛诊断标准为使用局部麻醉药作诊断性胸椎内侧支阻滞后疼痛暂时性减轻≥80%。Manchikanti等进行了4项前瞻性研究来评估治疗性胸内侧支阻滞的临床效果[33-36]。2006年，他们在55名慢性胸椎小关节源性疼痛患者中使用布比卡因和类固醇混合（共1~1.5 mL）进行治疗性内侧支阻滞。术后约70%的患者疼痛缓解≥50%[33]。2008年，他们招募了48名胸椎小关节源性疼痛患者，分为局部麻醉药组（布比卡因）和混合药物组（布比卡因和倍他米松）。两组中均有约80%的患者表示在手术后1年疼痛缓解≥50%[34]。2010年，Manchikanti等发现，在100名研究患者中，90%的患者在使用布比卡因加或不加倍他米松（共0.5~1 mL混合物）进行内侧支阻滞治疗1年后，除了能缓解疼痛，ODI评估结果表明其还能改善功能[35]。2012年，他们还观察到胸椎内侧支阻滞后疼痛缓解和功能改善可维持至术后2年，长期疗效也是令人满意的[36]。有趣的是，2018年，Lee等将20名患者分为治疗性胸椎内侧支阻滞组与胸椎小关节腔内注射组，两组在每次治疗后1个月、3个月和6个月疼痛均有显著缓解，两种手术方法的治疗效果相似[23]。

综上所述，研究结果表明治疗性胸椎内侧支阻滞是一个治疗胸椎小关节源性疼痛的有效方法。但大多数研究的样本量有限，还须进一步研究以证实胸椎内侧分支阻滞的有效性。

4.5.3 腰椎内侧支阻滞

有研究表明，腰椎内侧支阻滞对腰椎小关节源性腰痛有较高的诊断价值。1998年，Kaplan等的研究表明腰椎内侧支阻滞诊断腰椎小关节源性腰痛准确率达90%以上[37]。2007年，Birkenmaier等证实在诊断腰椎小关节源性疼痛方面，腰椎内侧支阻滞优于腰椎关节囊周围阻滞[38]。

Manchikanti等进行了几项治疗性腰椎内侧支阻滞的前瞻性研究[39-41]。他们招募了经局部麻醉药（0.5 mL）诊断性腰椎内侧支阻滞后疼痛缓解≥80%的患者，再进行治疗性内侧支阻滞。结果表明治疗性腰椎内侧支阻滞使用布比卡因时，加或不加类固醇（共0.5～1 mL）均能有效地缓解慢性腰椎小关节源性疼痛。当然，其他研究也证实了腰椎内侧支阻滞有效的止痛作用[32，42]。

近年来，随着医师对肌骨超声的经验越来越丰富，超声引导下的腰椎内侧支阻滞应用越来越广泛，且与透视引导下的内侧支阻滞具有相同的止痛效果[42-43]。然而，还需要更多前瞻性临床研究来评估腰椎内侧支阻滞在治疗腰椎小关节源性疼痛中的有效性，以便进一步推广应用。

参考文献

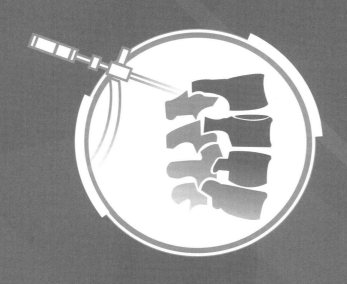

第五章
关节内注射：关节突关节、椎间盘内及骶髂关节

5.1 前言

椎间盘（IVDs）、小关节和骶髂（SI）关节相互关联，均可引起脊柱轴性疼痛（伴或不伴牵涉痛）。小关节的关节囊内富含游离的、被包裹的神经末梢，含有疼痛相关肽的神经，以及含有低阈值机械感受器和机械敏感伤害感受器的包囊，可能导致慢性下腰部、后颈部和上、中背部疼痛。此外，关节载荷可使关节囊产生较大的应力变化[1]。与腰椎小关节相比，颈椎小关节起着更大的承重作用，颈椎盘源性疼痛的发生率仅为16%，而颈椎小关节源性疼痛的发生率约为65%[2]。

骶髂关节是垂直方向的活动关节，异常的应力和应变容易导致关节损伤。骶髂关节疼痛可能与关节和骨间韧带的炎症介质有关，重复性损伤可能使关节内丰富的感觉神经变得敏感。因此，骶髂关节注射类固醇和局部麻醉药可获得短暂疼痛缓解期[3]。

椎间盘也可能是腰痛和颈部疼痛的病因之一。盘源性腰痛可能与肿瘤坏死因子-α、白细胞介素-1、白细胞介素-6等炎症细胞因子和趋化因子的上调及感觉神经向退变椎间盘内生长有关[4]。椎间盘内注射类固醇或生物制剂等是治疗盘源性腰痛的常用手术技术。

5.2 颈椎

5.2.1 解剖学特点

颈椎间盘、颈椎小关节、寰枢关节和寰枕关节均可引起颈后疼痛、上肢疼痛和头痛。寰枕关节连接枕髁与寰椎侧块（C_1）的上关节面，呈内凹C形。寰枢外侧关节的关节面呈轴向，由C_1和枢椎（C_2）的两个凸起的关节突构成。椎动脉和C_2神经节紧靠寰枕关节和寰枢关节。椎动脉通常在横突椎动脉孔内走行，从C_6或C_7至C_1，再向内上侧穿入枕骨大孔。因此，椎动脉位于寰枢关节水平的外侧和寰枕关节水平的内侧（图5.1）[5]。C_2神经节位于寰椎弓和枢椎椎板之间的椎间孔内，也位于寰枢关节注射的穿刺路径内[6]。颈椎小关节面呈冠状位。$C_{2\sim3}$至$C_{5\sim6}$小关节的冠状面角度为35°，$C_{6\sim7}$小关节的冠状面角度为22°（图5.2）[7-8]。

颈椎间盘由骨筋膜组织、纤维环（AF）和深层的纤维软骨性髓核组成[9]。食管位于椎体前方略微偏左侧，颈动脉鞘靠近颈椎，因此颈椎间盘内手术大多数选择右侧入路。

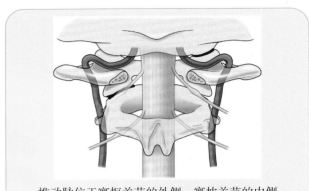

椎动脉位于寰枢关节的外侧，寰枕关节的内侧

图5.1 椎动脉与寰枕关节和寰枢关节的关系

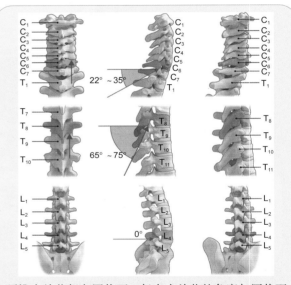

颈椎小关节朝向冠状面，每个小关节的角度与冠状面分别为22°～35°；胸椎小关节是近垂直和冠状方向，在靠近胸腰交界处向矢状面旋转；在$T_{11\sim12}$和胸腰交界处，小关节方向略呈矢状，各小关节与横切面成65°～75°

图5.2 颈、胸、腰骶小关节的方位和小关节注射的进针角度

5.2.2 手术技术

5.2.2.1 寰枕关节注射

（1）患者取俯卧位，软枕置于胸下，颈部尽量屈曲与水平面呈30°。

（2）C形臂向同侧旋转，矢状面和轴位面向头端倾斜约30°。选取25号，3.5英寸长的脊柱穿刺针插入寰枕关节枕髁外侧1/3处，注意避开椎动脉。

（3）针头接触骨面后，C形臂向对侧旋转约30°。

（4）将针尖稍微向后退出，然后推进至关节腔内。

（5）当针尖位于寰枕关节内时，注射约0.5 mL造影剂，对侧斜位视图显示造影剂呈明亮的椭圆形以确认针头位置（图5.3）。

（6）缓慢注射约1 mL局部麻醉药和类固醇的混合物。

5.2.2.2 寰枢外侧关节注射

（1）患者取俯卧位，额头下垫一软枕。

（2）C形臂向头侧或尾侧略微倾斜，直至关

节边缘变得清晰（如果被牙齿遮挡，嘱患者张开嘴，图5.4A）。

（3）选取25号，3.5英寸长的脊柱穿刺针，以小关节的上关节突外侧1/3为靶点，注意避开位于内侧的C_2神经节、脊髓和位于外侧的椎动脉（图5.4B）。

（4）通过侧向旋转C形臂来监测穿刺针的深度，直至针尖到达关节突骨面处（图5.4C）。

（5）注射造影剂，正侧位视图上针头位置的显示圆形或线形图像，确定最终位置（图5.4D、图5.4E）。

（6）缓慢注射约1 mL局部麻醉药和类固醇的混合物。

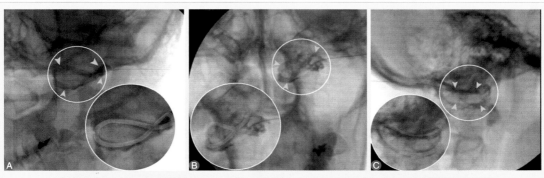

在斜侧（图A）、前后位（图B）和侧位（图C）的关节视图上可见椭圆形显影剂图像

图5.3　C形臂引导下寰枕关节注射

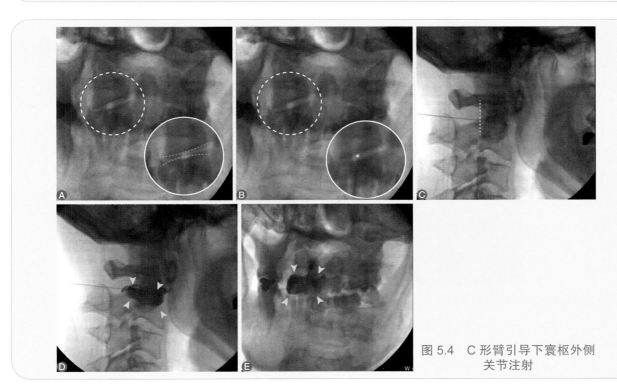

图5.4　C形臂引导下寰枢外侧
关节注射

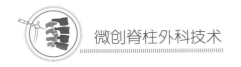

5.2.2.3 C₂~₃至C₆~₇小关节注射

（1）患者取俯卧位，旋转下颌及颈部，充分显示目标小关节（如目标为左侧$C_{5\sim6}$小关节，颈部则向右侧旋转）。

（2）C形臂向尾端倾斜约30°。

（3）选取25号，3.5英寸的脊柱穿刺针，以小关节为靶点方向。

（4）针尖接触骨面后，C形臂旋转至侧位。

（5）将针头稍稍向后退出，然后推进至小关节关节腔内。

（6）针头进入目标关节后注入显影剂，侧位视图可显示线形造影剂，从而确认最终位置（图5.5）。

（7）缓慢注射约1 mL局部麻醉药和类固醇的混合物。

5.2.2.4 椎间盘内注射

（1）患者取仰卧位，颈部稍过伸并向对侧旋转。

（2）C形臂正位视图下，调整头尾倾斜角度显示目标椎间盘的上、下终板。

（3）食管和气管位于颈内动脉的内侧，在气管食管与颈内动脉之间选择穿刺入点（通常首选右侧前外侧入路）。

（4）选取25号，3.5英寸长的脊柱穿刺针，在C形臂正侧位透视引导下，以目标椎间盘的上终板为靶点方向，进针至针尖触及骨面。

（5）C形臂正侧位透视引导下，针尖向后稍退出，调整移至椎间盘中心。

（6）注射约0.5 mL显影剂，显示椎间盘内造影图像，确认最终位置（图5.6）。

（7）缓慢注射约1 mL局部麻醉药和类固醇的混合物[10]。

5.2.3 并发症

关节突关节注射的并发症并不常见。潜在的并发症包括感染、过敏反应（由局部麻醉药、造影剂或类固醇引起）、头晕眼花、昏厥及高血压。若穿刺针头穿过关节囊，则可能损伤颈髓。

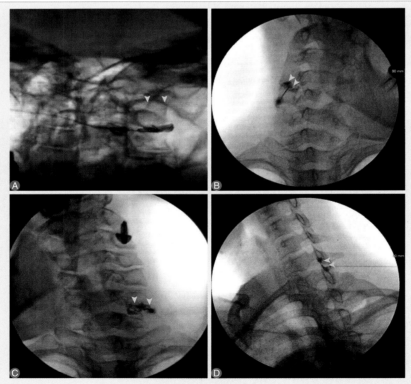

颈椎前后位为右侧$C_{2\sim3}$小关节（图A）、左侧$C_{4\sim5}$小关节（图B）和右侧$C_{6\sim7}$小关节（图C），侧位片显示$C_7\sim T_1$小关节（图D）

图 5.5　颈椎小关节注射

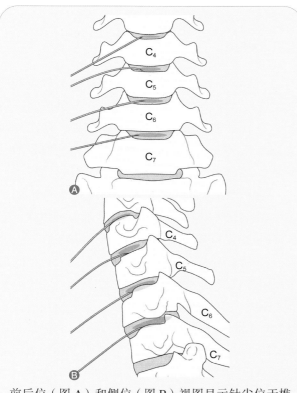

前后位（图A）和侧位（图B）视图显示针尖位于椎间盘中心

图 5.6　颈椎间盘注射（$C_{4～7}$）

（引自：Zaccagnino MP, Nedeljkovic SS. Lumbar, Thoracic, and Cervical Discography. Pain Medicine. 2017:249–256.）

椎间盘内注射并发症包括咽或食管损伤、椎间盘炎、血肿、神经根激惹、头痛、气胸（$C_7～T_1$水平）、血管迷走神经反应（颈动脉体压迫）和药物过敏反应[10]。

5.3　胸椎

5.3.1　解剖学特点

胸椎小关节面几乎均垂直朝向冠状面，胸腰交界区则向矢状面旋转。每个小关节的水平夹角为65°～75°（图5.2）[8, 11]。

肋椎关节在矢状面上几乎与椎弓根重叠，且肺脏紧靠脊柱侧方，因此胸椎间盘内手术须谨慎操作。

5.3.2　手术技术

5.3.2.1　小关节注射[12]

（1）患者取俯卧位。

（2）C形臂向尾端倾斜50°～70°。因胸椎小关节角度陡直不易显露，故以下关节突尖为目标靶点（图5.7）。

（3）选取25号，3.5英寸长的脊柱穿刺针，以下关节突尖为靶点穿刺。

（4）针尖触及骨面后，稍向后拔出，微调后再穿入关节腔内。

（5）针头进入目标关节后注入显影剂，摄片显示圆形造影剂图像，确认最终位置。

（6）缓慢注射约1 mL局部麻醉药和类固醇的混合物。

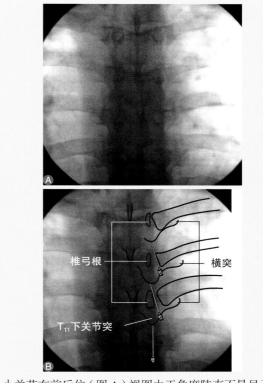

小关节在前后位（图A）视图由于角度陡直不易显示。穿刺针以下关节突尖为靶点（图B）

图 5.7　胸椎小关节定位[12]

（引自：Rathmell JP. Atlas of image-guided intervention in regional anesthesia and pain medicine. 2nd ed. Philadelphia: Lippincott Williams & Wilkins, 2012.）

5.3.2.2　椎间盘内注射[13]

（1）患者取俯卧位。

（2）C形臂向同侧旋转，直到椎弓根投影位于椎体的1/3处，椎弓根和肋骨头之间出现一个高亮矩形（图5.8A）。

第五章

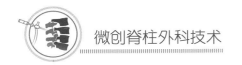

微创脊柱外科技术

（3）选取25号，3.5英寸长的脊柱穿刺针，以高亮矩形为穿刺靶点方向，正侧位透视可见针尖到达纤维环的后外侧；穿刺路径应在椎板与肋骨头内侧之间，注意避开位于肋骨头外侧的肺组织（图5.8B、图5.8C）。

（4）穿过纤维环后，在C形臂正侧位透视引导下，将针尖穿至椎间盘中心。

（5）注射0.5～1 mL显影剂，显示椎间盘内造影图像，确认最终位置（图5.8D、图5.8E）。

（6）缓慢注射2～3 mL局部麻醉药和类固醇的混合物。

5.3.3 并发症

胸椎小关节注射相关的并发症包括椎间盘炎、神经根或脊髓损伤、气胸和腹膜后器官损伤、穿刺技术不规范引起的继发性损伤及注射药物不良反应[14]。

5.4 腰骶椎

5.4.1 解剖学特点

上腰椎小关节呈矢状位，随着腰椎节段的增加，其关节面朝向逐渐由冠状面变为斜位面。腰骶小关节在轴位面上可能呈扁平或弯曲状。在$L_{2\sim3}$和$L_{3\sim4}$水平上，约80%的小关节是弯曲状的，而在$L_5\sim S_1$水平上，85%的小关节是平的[15-16]。

椎间盘由内部的髓核和外周的纤维环组成。椎间盘随着年龄增长而逐渐退化，盘源性疼痛可能涉及各种不同的病理生理机制，通常发生在下位腰椎。与其他节段相比，$L_5\sim S_1$倾斜角更大，椎间盘部分被骨盆遮盖。骶髂关节是成对的C形或L形关节。骶髂关节的腹侧1/3关节为真性滑膜关节，其余为内源性或外源性韧带，如前韧带、背韧带和骨间韧带[17-19]。由于腰骶神经丛靠近每个小关节的上侧和腹侧，其受累可能引起下肢近端的牵涉痛。

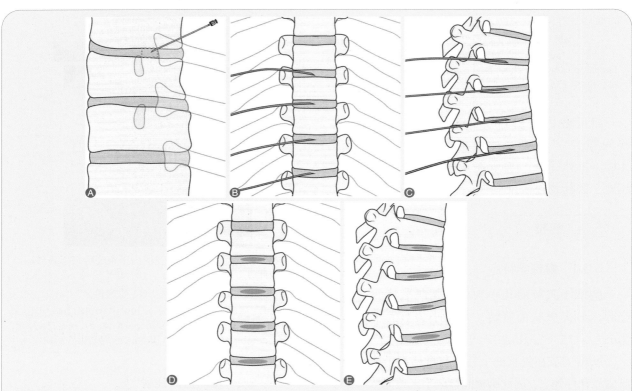

脊柱穿刺针插入位于椎体1/3处的靶点位置（图A）；穿刺针位于椎间盘中央时的正位（图B）和侧位（图C）视图及椎间盘内注射造影剂后的正位（图D）和侧位（图E）视图

图5.8 胸椎间盘内注射[13]

（引自：Landers MH. Discography. In: Lennard TA, Walkowski S, Singla AK, Vivian DG, authors. Pain procedures in clinical practice. 3rd ed. Philadelphia: Elsevier Saunders; 2011.）

5.4.2　手术技术

5.4.2.1　小关节注射

（1）患者取俯卧位。

（2）C形臂向同侧旋转25°～30°。

（3）选取25号，3.5英寸长的脊柱穿刺针，以目标关节突的上尖端或下尖端为靶点穿刺方向（图5.9A）。

（4）针尖触及骨面后，稍向后拔出，微调后再穿入关节腔内。

（5）针头进入目标关节后注入显影剂，斜位视图上显示线形造影剂图像，确认最终位置（图5.9）。

（6）缓慢注射约1 mL局部麻醉药和类固醇的混合物。

5.4.2.2　椎间盘内注射

（1）患者取俯卧位。

（2）C形臂向同侧旋转，直至上关节突位于目标椎间盘的中心，并向头尾侧倾斜以显示椎间盘的上、下终板。

（3）选取25号，3.5英寸长的脊柱穿刺针，穿刺至上关节突的骨面。在C形臂正侧位透视引导下，针头缓慢向纤维环后外侧推入，直至针尖触及纤维环（图5.10A）。

（4）在穿透纤维环后，在C形臂正侧位透视引导下，将针尖置于椎间盘中心。

（5）注射1～2 mL显影剂，显示椎间盘内造影图像，确认最终位置（图5.10）。

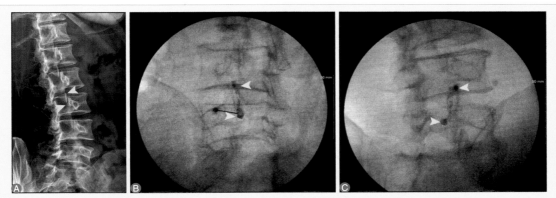

A. 以目标关节突的上尖端或下尖端为靶点穿刺方向（此处为 L$_{3\sim4}$，箭头）；B. 小关节斜位视图显示穿刺针位于 L$_{4\sim5}$ 小关节下尖端（箭头）；C. 小关节斜位视图显示穿刺针位于 L$_{4\sim5}$ 小关节上尖端（箭头）

图 5.9　腰椎小关节注射

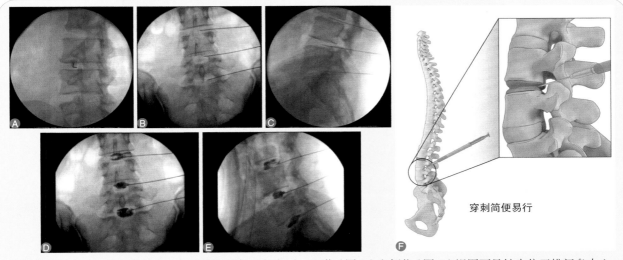

穿刺简便易行

将脊柱穿刺穿至上关节突前方，直至纤维环表面（图 A）；正位（图 B）和侧位（图 C）视图可见针尖位于椎间盘中心，椎间盘造影显示 L$_{3\sim4}$、L$_{4\sim5}$ 和 L$_5\sim$S$_1$ 节段的前后位（图 D）视图和侧位（图 E）视图；穿刺示意（图 F）

图 5.10　腰骶椎间盘注射

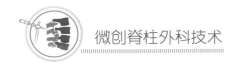

（6）缓慢注射2～3 mL局部麻醉药和类固醇的混合物。

5.4.2.3　骶髂关节注射：上1/3入路

（1）患者取俯卧位。

（2）C形臂向对侧旋转25°～40°。

（3）透视至髂骨内缘和骶骨翼外缘之间的楔形间隙清晰可见。

（4）选取25号，3.5英寸长的脊柱穿刺针，以楔形间隙为靶点进针。

（5）针头触及骨面后，C形臂旋转拍摄正位片。

（6）将穿刺针向外、向下推进至骶髂关节内。

（7）针头进入目标关节后注入显影剂，正位视图和对侧侧位视图显示线性造影剂扩散图像，同侧侧位片则显示C形造影剂扩散图像，确认最终位置（图5.11）。

（8）缓慢注射约2 mL局部麻醉药和类固醇的混合物。

（9）如行骨间韧带注射，可将穿刺针退出关节腔内，注射造影剂后显示"云絮状"图像来确定最终位置，再缓慢注射2 mL上述混合药物。

5.4.2.4　骶髂关节注射：下1/3入路

（1）患者取俯卧位。

（2）C形臂向对侧旋转约5°，透视至骶髂关节下端前后关节，重叠区域清晰可见。

（3）选取25号，3.5英寸长的脊柱穿刺针，以前后关节重叠区为靶点方向进针。

（4）针尖触及骨面后，稍向后拔出，微调后再穿入关节腔内。

（5）针头进入目标关节后注入显影剂，正位视图和对侧侧位视图显示线性造影剂扩散图像，同侧侧位视图则显示C形造影剂扩散图像，确认最终位置（图5.12）。

（6）缓慢注射约2 mL局部麻醉药和类固醇的混合物。

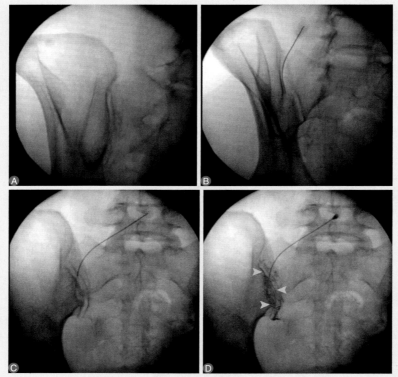

A.髂骨内侧缘与骶翼外侧缘之间的楔形间隙；B.穿刺针穿过楔形间隙至骶髂关节；C.正位视图显示针尖在关节间隙；D.正位视图显示造影后关节图像

图 5.11　骶髂关节注射（采用上 1/3 入路）

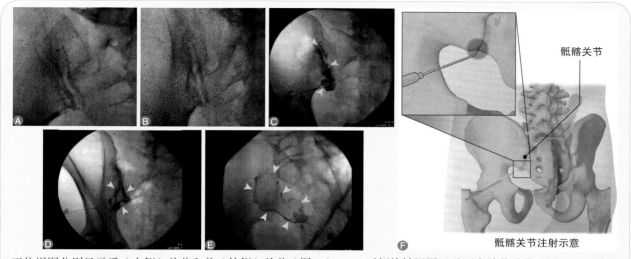

正位视图分别显示后（内侧）关节和前（外侧）关节（图 A）；5° 对侧旋转视图显示两个关节重叠（图 B）；关节造影显示正位（图 C）视图和对侧侧位（图 D）视图呈线性图像，同侧侧位（图 E）视图呈 C 形图像；骶髂关节注射示意（图 F）

图 5.12　骶髂关节注射（采用下 1/3 入路）

5.4.3　并发症

小关节内注射和骶髂关节注射相关的并发症不常见。潜在的并发症包括出血、感染和注射剂过敏反应。骨间韧带注射时，如局部麻醉药外溢至腰骶神经丛，可产生短暂的近端下肢乏力感。

椎间盘注射相关的并发症也不常见，主要包括椎间盘炎、椎间盘穿透损伤、注射节段错误、恶心、头痛和注射剂过敏反应。

5.5　文献回顾

5.5.1　颈椎

类固醇和局部麻醉药具有抗炎作用，并通过稳定神经膜来缓解疼痛。且两者都对细小的无髓鞘的疼痛传导 C-纤维有麻醉作用，并能抑制白细胞活性[20-23]。常用于治疗炎性疼痛，如骨关节炎引起的疼痛。

颈椎小关节类固醇注射已被应用于治疗颈椎小关节源性疼痛。在 Roy 等对 39 名患者行透视引导下颈椎小关节阻滞的研究中，91% 的患者症状得到缓解[24]。然而，最近的研究表明，颈椎小关节内注射治疗慢性小关节源性颈痛患者长期有效的证据等级仅为 IV 级[25]，而这一结果也表明炎症因素并非慢性小关节疼痛的主要原因。

上颈椎小关节病变可引起头痛和颈痛。有研

究认为，三叉神经髓内的颈椎感觉神经纤维传导汇聚引起的颈椎病变，可能是头痛的发病因素之一[26]。Dreyfuss 等报道寰枢外侧关节和寰枕关节也可作为疼痛源引起颈痛和头痛[27]。

Glémarec J 等研究了寰枢外侧关节注射糖皮质激素的治疗效果，患者疼痛评分平均下降约 52.3%，缓解疼痛持续时间约 8.1 个月[28]。Lee 等研究了寰枕关节注射对慢性难治性颈痛或头痛患者的治疗效果，寰枕关节侧屈旋转受限经诊断性注射后至少 50% 的患者可缓解疼痛。而治疗性注射 2 个月后，头痛疼痛评分由 5.64 降至 0.64，颈痛疼痛评分由 5.70 降至 2.30[29]。椎间盘内注射通常用于明确鉴别诊断，也可用于治疗颈椎盘源性颈痛。

Wilkinson 等收集了 14 名颈椎间盘病变、盘源性颈痛或上肢疼痛患者，进行了 21 次椎间盘内注射治疗，结果发现 65% 的患者取得持续 1 个月的疼痛缓解期，3 个月后则只有 15% 的患者症状得到缓解[30]。

5.5.2　胸椎

胸椎疼痛的病因并无特定的放射学特征、阳性体格检查或其他诊断特点。因此，诊断性胸椎小关节或内侧支阻滞常应用于胸背疼痛患者，以排除椎间盘源性疼痛，确诊胸椎小关节源性胸背痛。虽无研究表明胸椎小关节内注射治疗长期有效[31]，但临床上胸椎小关节内类固醇注射偶有应用于中段胸背痛治疗。

最近的一项研究中，Manchikanti等观察胸椎小关节和内侧支阻滞的治疗效果。以诊断性内侧支阻滞或关节内注射明确诊断的患者中，经治疗性注射后2年内，约70%的患者疼痛缓解大于50%[32]。

椎间盘源性胸痛的发生率尚不清楚。此外，因胸椎间盘造影诱发胸痛可能出现假阳性结果，且无法排除其他疼痛来源，故支持其临床应用的证据有限[33]。

5.5.3 腰骶椎

Carette等报道了诊断性注射明确疼痛来源后，再行腰骶关节内注射类固醇治疗腰骶小关节疼痛的有效性[34]。此后，这一手术治疗方法得到广泛应用。研究表明，腰骶关节内注射可达长期疗效（Ⅲ级证据）[25]，如只需要短期疗效或结合辅助治疗（如物理治疗），该手术整体疗效可能更佳[35]。

椎间盘内类固醇注射的治疗效果差异较大[36-39]。类固醇的作用原理是其在炎症信号通路中作为磷脂酶A2抑制剂发挥作用[38-39]。此外，椎间盘源性疼痛患者的椎间盘组织中的炎性介质水平高于坐骨神经痛患者，Modic Ⅰ型终板炎患者的炎性介质水平也高于Modic Ⅱ型或Ⅲ型病变的患者[40-41]。

Buttermann研究发现，椎间盘内注射类固醇能有效地减轻由MRI提示终板炎所引起的腰痛。Fayad等也报道了Modic Ⅰ型或Ⅱ型终板炎伴明显水肿改变的患者应用类固醇注射后1个月腰痛明显缓解[42-43]。

富血小板血浆（PRP）作为一种生物制剂可用于椎间盘源性疼痛的治疗。Tuakli-Wosornu等对47名应用PRP治疗退行性椎间盘源性疼痛患者进行了前瞻性双盲随机对照试验研究，结果发现，椎间盘内注射PRP的患者在疼痛缓解、功能改善和满意度方面，均优于对照组，并存在明显统计学差异[44]。PRP注射后，内皮生长因子、血小板源性生长因子、血管内皮生长因子和碱性成纤维细胞生长因子刺激Ⅰ型和Ⅲ型胶原蛋白生成，促进血管再生、细胞增殖、细胞保护和干细胞的增殖和分化，并影响胶原蛋白（一种蛋白多糖）的产生[45]。

关节内和关节周围注射用于骶髂关节疼痛治疗的临床证据有限[14]。不同的注射方法（如上1/3或下1/3入路[46]和C形臂或超声引导下）的治疗效果相似[47]。

参考文献

第二部分

各　论

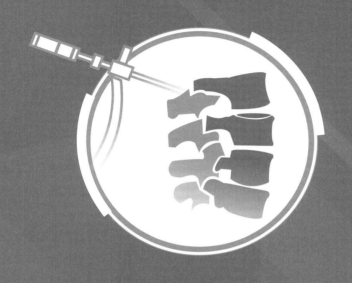

第六章

经皮硬膜外神经成形术

6.1 前言

经皮硬膜外神经成形术（PEN）是一种微创脊柱手术，又被称为经皮硬膜外神经松解术、Racz手术，或经皮硬膜外粘连松解术。PEN可在硬膜外瘢痕溶解、靶向药传递、硬膜外腹侧间隙药物注射和神经减压中发挥作用[1-2]。软性导管或导航导管系统可以成功地将导管推进到硬膜外腔的靶点部位，显露粘连的目标区域，并行粘连松解术。粘连松解术包括导管机械松解、透明质酸酶化学溶解，以及生理盐水和造影剂的静水压力松解。导航系统的导管尖端可以左右移动，更有利于机械松解。

经证实PEN是一种治疗脊柱术后综合征慢性疼痛有效的手术方法[3-7]，对椎间盘突出伴放射痛和椎管狭窄的治疗也很有效[2, 4, 8-9]。

6.2 经皮硬膜外神经成形术的发展历史

1989年，Gabor Racz发明了这项技术，并命名为经皮硬膜外粘连溶解术，随后对其进行技术改良。Racz认为脊柱术后60%的症状复发是由硬膜外粘连引起的，而该技术可以清除腰椎手术失败综合征（FBSS）患者的硬膜外纤维粘连[10-12]。脊柱术后纤维粘连紧密，而椎间盘突出或慢性背痛患者也存在微小粘连[13-14]。1999年，Racz将这一技术更名为PEN，并将其适应证扩展至脊柱术后综合征、腰椎间盘突出症（HLD）、腰椎管狭窄和慢性腰背痛[11]。

6.3 适应证

PEN被认为是治疗FBSS、HLD或慢性腰背痛患者的有效方法[3-7, 9]。经过美国预防保健工作组严格的标准评估后，得到的证据充分表明，PEN是治疗FBSS或椎管狭窄的有效方法[15]。然而，支持粘连松解术治疗同一标准诊断的HLD或慢性脊柱疼痛的有效研究证据有限。PEN的禁忌证包括局部感染或全身感染、凝血功能障碍、患者拒绝治疗、瘘管形成和蛛网膜炎。

6.4 手术技术

6.4.1 术前准备

PEN术前应签署知情同意书，应在无菌条件合格的手术室内进行，并由专业的医学人员操作。建议在术前预防性静脉注射抗生素。

6.4.2 骶裂孔穿刺

患者取俯卧位，腹部下方垫一软枕减少腰椎前凸。常规消毒、铺巾，通过触诊辨认骶骨裂孔（X线透视引导可使定位更容易），手术区域的皮肤注射局部麻醉药（1%或2%利多卡因），等待约5分钟至麻醉起效。使用15号刀切开皮肤，将15号Tuohy针（Tuohy针有不同的形状和大小）以45°插入骶骨裂孔并经透视引导进入椎管（图6.1）。

当针尖穿过骶骨裂孔后，进针的角度须调整至30°左右，再继续向前推进。根据骶骨的形状，操作者可能需要调整针头倾斜角度，放平穿刺针。大多数Tuohy针远端开口的后缘有一个非切割面，但是有些穿刺针会有一个切割面，易切割导管。由于骶管硬膜囊通常位于S_3椎体上方，因此在正侧位透视下位置正确的针头应位于S_3水平以下的骶管内。如果针头位于S_3水平或更高位置，存在刺穿硬脊膜风险，应格外小心。

6.4.3 造影表现

针头放置成功后，操作者必须通过抽吸检查硬膜外腔是否保持负压状态。如果造影剂或药物错误注入蛛网膜下腔，患者可能会发生癫痫或死亡等不良事件。将针尖置于硬膜外腔后，使用非离子型、水溶性造影剂（碘海醇）进行硬膜外造影。缓慢注射造影剂评估是否存在充盈缺损。正常的硬脊膜造影剂图像表现为"圣诞树状"，中央管是主干，神经根的轮廓组成分支（图6.2）。如果观察到血管内注射，针尖位置需要重新调整。在通过S_3水平后，针尖应越过骶骨中线朝向目标神经根侧。

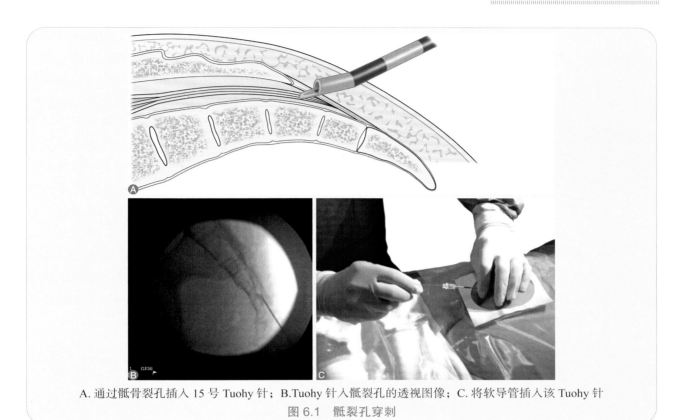

A. 通过骶骨裂孔插入 15 号 Tuohy 针；B.Tuohy 针入骶裂孔的透视图像；C. 将软导管插入该 Tuohy 针

图 6.1　骶裂孔穿刺

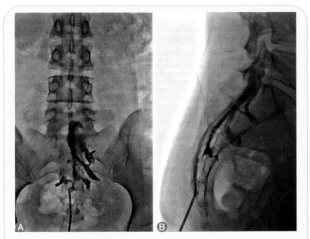

硬膜外造影图像显示异常，呈不对称的"圣诞树状"模式，可能是微小的粘连所致。A.X 线前后位图像；B.X 线侧位图像

图 6.2　硬脊膜造影剂图像

6.4.4　置入软导管

将导针的斜面转向腹侧，软导管置入该导针中（图6.1C）。考虑骶骨存在一定的解剖角度，需将导管尖端2.5 cm弯曲至30°，以便进入硬膜囊腹侧（图6.3A）。在正位透视引导下，将导管

尖端沿硬膜囊腹侧推至病变靶点位置（缓慢旋转可使操作更容易，图6.4）。但是导管从骶管硬脊膜的腹侧推进到中线是很困难的，理想情况下，正位视图上导管尖端投影应位于椎弓根影中部，而侧位视图导管尖端投影应位于腹侧硬膜外隙（图6.5）。

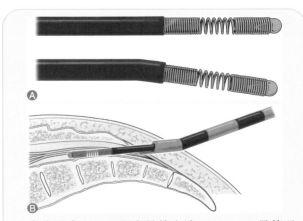

A. 角度通常 30°，距离导管尖端 2.5 cm；B. 导管通过针头导航推进到目标靶点节段

图 6.3　软导管（Tun-L-XL, Epimed, Dallas, TX, USA），远端尖端弯曲

第六章

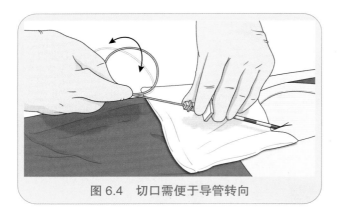

图 6.4　切口需便于导管转向

6.4.5　导航型导管推进

导航型导管与软导管相比主要有两个优点：第一，术前不弯曲尖端即可改变导航型导管的方向；第二，导航型导管通常更厚、更硬，能更有

力地松解粘连物（图6.6）。置入导管前须先做硬膜外造影，用于引导导管的推进方向，此过程与操作软导管系统时的步骤相同（图6.2）。如果目标是背根神经节或椎间孔，导管尖端应指向目标水平以下的位置，例如，到达$L_{4\sim5}$椎间孔，导管须指向$L_5 \sim S_1$水平。有两种方法可以到达腹侧硬膜外腔，一种是经$S_{2\sim3}$水平进入腹侧硬膜外腔，这种方法操作器械全程均在腹侧硬膜外腔内穿行，可能会引起患者剧烈疼痛。另一种是经由目标节段下一个节段的背侧硬膜外腔，通过该节段的椎间孔进入腹侧硬膜外腔，到达腹侧中线附近（图6.7）。该方法引起的疼痛最小，但学习曲线较陡峭。如何成功地将导管置入椎间孔的腹侧需要时间去学习。

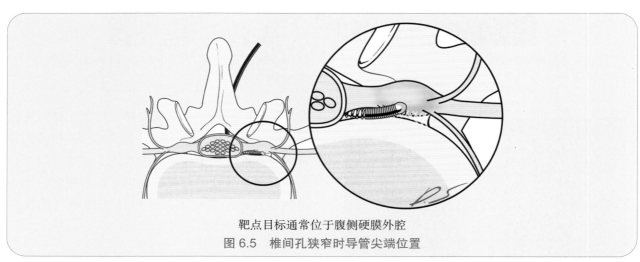

靶点目标通常位于腹侧硬膜外腔

图 6.5　椎间孔狭窄时导管尖端位置

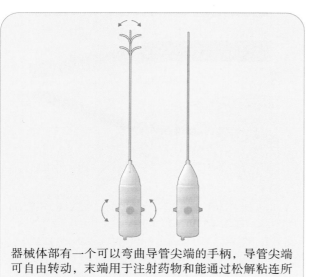

器械体部有一个可以弯曲导管尖端的手柄，导管尖端可自由转动，末端用于注射药物和能通过松解粘连所用导线的通道

图 6.6　导航型导管

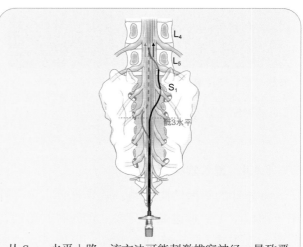

从$S_{2\sim3}$水平入路，该方法可能刺激椎窦神经，导致严重疼痛[1]；从目标节段下一个节段的背侧硬膜外腔入路，这种方法是经椎间孔进入腹侧硬膜外腔，到达腹侧中线附近[2]

图 6.7　腹侧硬膜外腔内置入导管的两种入路

由于导航型导管通常比软导管更厚、更硬，在操作过程中可能会比使用软导管的患者感觉更为痛苦。有些可以减少手术相关疼痛的方法，包括温和的导管操作、造影剂与利多卡因混合（3∶2）和经背侧入路置入导管。但导航型导管还有其他缺点，粘连松解术或神经成形术后不能连续注射，且质地较硬容易造成硬脊膜撕裂。

理想导管的特点如下。

（1）导管远端为可弯曲管，其余部分为直管。

（2）远端的角度应大于180°。

（3）导管的表面光滑，可在组织上滑动。

（4）导管手柄符合人体工程学要求。

（5）导管长度够长，能达到$L_{2\sim3}$水平。

6.4.6 粘连松解术

实时造影可清晰显示粘连区域，但当造影剂注入血管时，导管必须调整定位位置。特别是如果造影剂注射到动脉中，重新定位是有绝对必要的。如未发现血管内注射，可将透明质酸酶1500 U溶解于10 mL生理盐水，进行注射。建议注射正常pH值的透明质酸酶，粘连松解效果更好。

观察"瘢痕化"神经根是否重新"畅通化"（图像可视化，图6.8）[16-17]。先注射3 mL试验剂量的局部麻醉药和类固醇混合物（共10 mL），5分钟后，如无硬膜内或血管内注射药物显影，再注射剩余的7 mL混合药物。

使用罗哌卡因代替布比卡因有以下两个原因：

（1）感觉阻滞优于运动阻滞。

（2）心脏的毒性更小。

6.4.7 软导管松解术后处理

透视引导下确认软导管放置在靶点病变部位可持续给药后，再取出导针，然后用不可吸收线将软导管固定到皮肤上，最后用无菌敷料覆盖。各种药物（主要有类固醇、局部麻醉药和透明质酸酶）可连续3天通过导管注入至靶点病变部位，但一般在给药后当天即拔出软导管。

6.5 并发症

与所有侵入性治疗一样，PEN并发症包括出血、感染和神经损伤。PEN是在硬膜外腔操作，可引起脑脊液漏和头痛，并可能因注射压迫神经导致神经相关后遗症。

PEN手术过程中建议使用透视实时引导，尽量避免损伤硬膜囊。

此外，有回顾性研究分析了250名患者的并发症，如针尖弯曲（4.8%）、导管尖端断裂（1.2%）、导管残留（0.4%）和硬膜外脓肿（1.2%）[18]。另一项大型研究报告的10 000名患者中，血管内注射（11.6%）、一过性神经刺激（1.9%）和硬膜穿刺损伤（1.8%）等并发症的发生率较高。

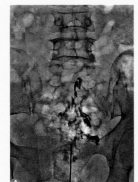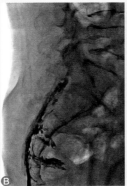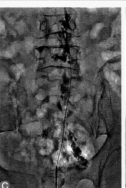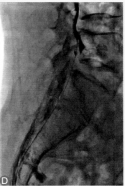

A. 正位 X 线片示常规硬膜外造影显示 $L_5\sim S_1$ 水平以上无造影剂；B. 侧位 X 线片示常规硬膜外造影显示 $L_5\sim S_1$ 水平以上无造影剂；C. 正位 X 线片示经流水静压（生理盐水，10 mL）、机械和化学（透明质酸酶，1500 U）粘连松解后的造影图像；D. 侧位 X 线片示经流水静压（生理盐水，10 mL）、机械和化学（透明质酸酶，1500 U）粘连松解后造影图像

图 6.8 粘连松解前后造影图像对比

第六章

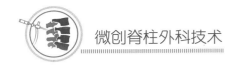

6.6 预后

PEN是一种治疗顽固性颈、胸、腰椎疼痛的重要手术方法。有研究表明，患者经治疗后疼痛明显缓解，功能得到恢复。Manchikanti等认为重复多次手术可以改善疼痛缓解程度、延长持续时间。PEN治疗FBSS和椎管狭窄的研究结果显示，术后随访12个月，患者临床症状和功能改善分别为75%和80%[2-9]。迄今为止，尚无研究报道腹侧硬膜外腔瘢痕松解术引起的不良反应。最新研究中，对导管和药物注射位置重要性的理解愈发深入，同时医师对掌握正确手术技巧的需求也愈发显著。

6.7 手术成功的关键点

PEN有多个步骤，包括针头放置、导管的置入、粘连松解和药物注射等，所有步骤均应安全、有效地完成。术前规划导管路径，并根据术中实时透视在导管推进时进行调整，最终获得正确的位置。术中导管置入应轻柔操作，避免损伤周围重要结构，如硬脊膜和神经根。行粘连松解前应进行硬膜外造影，确认导管定位位置是否精确。适当联合应用3种粘连松解术有利于硬膜外瘢痕的充分溶解。在整个手术过程中，患者的安全是第一位的，如患者抱怨疼痛难以忍受或神经功能异常，应立即停止手术。

6.8 目前的局限性

PEN的作用机制仍存在争议，主要是由于硬膜外粘连与脊髓症状相关的证据尚不充分。部分学者认为PEN使用透明质酸酶并无益处，而且可能会引起过敏反应；尽管高渗盐水可以改善手术的预后效果，但可能产生严重的不良反应。此外，后缀"成形术"常用于表示外科手术，而不适用于微创硬膜外注射手术。

6.9 未来展望

PEN是一种微创治疗的手术技术，具有住院时间短、可在非全身麻醉状态下松解硬膜外瘢痕等优点，其优势在老龄化社会中尤为明显。大量研究支持使用非卧床便携式PEN治疗其他低侵袭性治疗效果不佳的FBSS、椎管狭窄、神经肌肉疼痛和轴性疼痛。因此，对于ESI等常规治疗效果不佳的顽固性腰痛，PEN是微创手术治疗方案中的一个重要选择。

参考文献

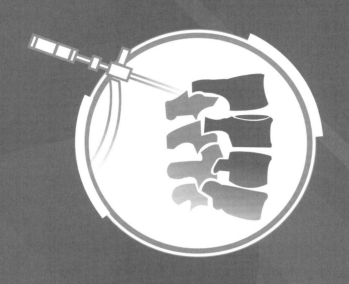

第七章

可充气球囊导管介导的球囊神经成形术：技术说明

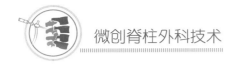

7.1 前言

韩国目前已经成为一个老龄化社会，超过14%的人口年龄≥65岁[1-2]。随着人口老龄化的增长，脊柱相关疾病的发病率也在增加。在60岁以上的脊柱疾病患者中，椎管狭窄是最常见的疾病类型，其费用占总医疗费用的最大部分[1]。虽然椎管狭窄症的治疗方式各不相同，但对于某些患者，保守治疗的疗效是有限的[3]。目前PEN已广泛应用于常规治疗失败的病例（如ESI应用于慢性椎管狭窄症）[4-5]。有研究表明联合硬膜外粘连松懈和球囊减压术（球囊神经成形术）在治疗慢性难治性椎管狭窄症患者中取得了良好的临床效果[6-8]。在后述中提供了球囊神经成形术的操作指南，详细地描述了该技术的操作步骤，以加强读者对这种微创手术技术的理解，提高对导管使用的熟练程度，改善临床治疗效果。

PEN通常被称为硬膜外粘连松解术，Racz首次将其应用于治疗腰椎手术后硬膜外粘连引起的伴或不伴放射性腿痛的慢性腰痛[9]。PEN通过机械或化学作用松解神经，分解瘢痕组织，有效地将类固醇和局部麻醉药输送到目标靶点，从而减轻神经周围的炎症和水肿。基于这些机制，PEN可以有效减轻疼痛和其他神经相关症状[9]。PEN通常使用抗剪切导管（Racz型）或可定向的导航导管

（NaviCath, Myelotec, Roswell, GA, USA）进行操作[10-11]。近年来，PEN被广泛应用于椎管狭窄、椎间盘突出或FBSS的患者。这类患者通常因为硬膜外粘连继发慢性腰痛或腿痛。PEN在治疗经常规治疗（如ESI）后仍持续存在的慢性难治性腰椎病变的有效性已经得到了较好证实[12]。然而，常规硬膜外神经成形术的长期治疗效果（6个月以上）尚不明确，仍存在一定争议[13]。

既往有报道表明，经椎间孔球囊治疗可改善难治性椎管狭窄患者的功能并减轻腰痛和下肢痛[14]。基于此研究，引入了可充气球囊的Z字形运动充气神经成形术（ZiNeu）导管（JUVENUI, Seongnam, Korea）应用于硬膜外粘连松解术（图7.1）[15]。PEN使用可充气球囊导管来进行硬膜外粘连松解术和球囊减压术（球囊神经成形术），随访结果显示，中央管或椎间孔狭窄的患者在术后12个月疼痛得到显著缓解和功能改善[6, 16]。球囊神经成形术在FBSS患者中也有良好的临床疗效[17-18]，且优于使用传统非球囊导管的PEN，如应用Racz导管治疗伴有神经源性跛行的中央椎管狭窄[19]。此外，球囊神经成形术对既往以传统PEN治疗效果不佳的难治性腰椎管狭窄症患者也是有效的[7]。综上结果表明，球囊神经成形术是一种可以有效替代传统PEN的手术方法。

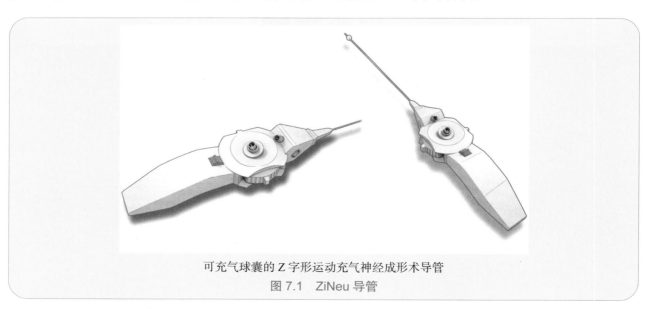

可充气球囊的Z字形运动充气神经成形术导管

图 7.1 ZiNeu 导管

PEN对于治疗慢性腰痛和硬膜外粘连的患者有良好的临床效果，但是PEN术后治疗效果不理想的病例并不罕见，这可能与技术差异、严重或多重粘连所导致的粘连未完全松解有关[4, 11]。正确将导管放置到目标靶点和熟练操作器械（如旋转、弯曲、球囊的充气和放气）对于球囊神经成形术的术后长期疗效尤为重要[8]。然而，对于球囊神经成形术，目前还没有明确和详细的操作指南。在这里，提供了一些技术指导来帮助读者提升，促进球囊神经成形术的准确性和熟练度，最大限度地提高该手术的治疗效果。

7.2　适应证和禁忌证

球囊神经成形术的相关研究[6-8, 16, 18-20]表明，其理想的适应证如下。

（1）腰椎中央管或椎间孔狭窄伴慢性神经根性疼痛和神经源性跛行，但无伴腰痛。

（2）难治性症状；在硬膜外阻滞或常规PEN治疗后症状改善不到1个月。

（3）有症状的病理改变，包括椎间盘退行性病变导致的慢性神经周围粘连或严重的椎管狭窄。

（4）轻度至中度椎管狭窄。

合并有神经病变因素（如糖尿病神经病变）及并发有腰痛的患者在球囊神经成形术后可能疗效不佳[6]。在FBSS患者中，球囊神经成形术早期干预可能有良好的效果，但是疗效有限[18]，因此该类患者应谨慎考虑是否使用球囊神经成形术。此外，造影剂需要分布到整个目标区域，如果存在多个靶点，需要成功将球囊扩张超过50%来获得较好的治疗结果[8, 21]。表7.1总结了球囊神经成形术后良好疗效的预测因素。

球囊神经成形术的禁忌证与传统的PEN技术相似，如下。

（1）患者拒绝手术。

（2）进行性神经功能受损或运动功能减弱。

（3）凝血功能障碍。

（4）有感染的征象。

（5）妊娠期或哺乳期。

（6）对局部麻醉药、类固醇或造影剂过敏。

（7）不稳定的医疗或精神状况。

表 7.1　球囊神经成形术后良好疗效的预测因素

病理学
慢性退行性椎间盘疾病继发神经粘连（椎间盘突出）；
主要由退变的椎间盘引起的腰椎管狭窄症；
轻度至中度椎管狭窄
相关症状
慢性根性疼痛不合并腰痛（神经源性跛行）；
轻微的神经相关疾病症状（如糖尿病神经病变）；
腰椎手术后疼痛持续时间少于 14 个月
手术操作要点
超过 50% 的多个目标区域球囊膨胀；
造影剂在球囊膨胀后完全扩散

7.3　手术技术

7.3.1　ZiNeu导管：骶尾侧入路

7.3.1.1　患者准备

患者取俯卧位，腹部下垫一个稍高的体位垫，以减少腰椎前凸。这个体位使椎管变得相对平直，可以降低导管插入的阻力。聚维酮碘溶液用于皮肤消毒。手术部位消毒前，应在骶尾部与肛门之间的区域放置小纱布垫，防止消毒液灼伤。

7.3.1.2　ZiNeu导管准备

将一个装有3～4 mL造影剂的10 mL注射器连接到ZiNeu导管入口，从导管中去除空气并注射造影剂，再充分拉动注射器塞，以保持2～3秒的强负压。然后释放注射器塞（图7.2），该操作可去除导管中的空气，并可使造影剂充分填充导管。然后，将含有0.13 mL造影剂的1 mL Luer-Lock注射器（BD Medical, Franklin Lakes, NJ, USA）连接到ZiNeu导管入口，用于球囊扩张（图7.3）。

7.3.1.3　局部麻醉及手术入路

使用1%利多卡因局部浸润麻醉后，在X线透视引导下，通过骶骨裂孔将10号硬膜外导针（或带针鞘）穿入骶尾椎硬膜外间隙。当将硬膜外导针插入皮肤时，应向前推进，斜面向上，当针尖穿过骶尾韧带时，应立即旋转180°（斜面朝下），可尽量减少针尖对骶骨的损伤，随后再将针推进1～3 cm，取下导针，保留导套。

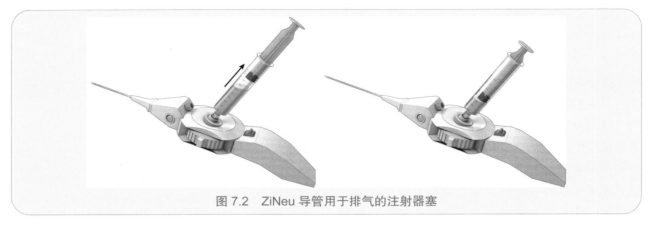

图 7.2　ZiNeu 导管用于排气的注射器塞

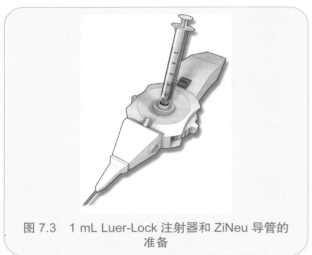

图 7.3　1 mL Luer-Lock 注射器和 ZiNeu 导管的准备

7.3.1.4　确认硬膜外造影位置

术中使用造影剂来识别硬膜外腔，如果发现有血管内或蛛网膜下腔造影剂渗漏，应立即重新放置导针；将导针置在硬膜外腔合适的位置后，注射 5~8 mL 1% 利多卡因稀释的造影剂，透视获取硬膜外造影图像，便于评估硬膜外腔狭窄区域和充盈情况（图 7.4）。在这一步骤中可在混合溶液内添加透明质酸酶。在硬膜外造影的同时做局部麻醉，可减少术中疼痛并提高手术成功率，但应注意避免将混合液注入硬膜腔内。

7.3.1.5　导管置入及定位

确认目标靶点后，将 ZiNeu 导管通过引导针推进目标区域，这一步骤是通过导管完成一系列操作，包括推进、退出、旋转和偶尔弯曲导管尖端，其中最重要的是轻微地弯曲导管尖端，精确旋转导管体来准确地到达目标区域。ZiNeu 导管球囊神经成形术的目标区域应由硬膜外造影图、腰椎病变位置的 MRI 和症状学共同确定。一般来

说，硬膜外前、后间隙、侧隐窝区和椎间孔是主要的目标区域。

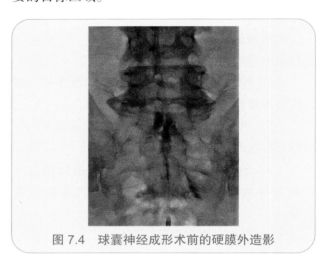

图 7.4　球囊神经成形术前的硬膜外造影

7.3.1.6　硬膜外粘连松解和球囊减压

联合使用硬膜外粘连松解和球囊减压，要轻柔地让导管在侧面活动及球囊间歇性充气（图 7.5）。导管末端有一个充气球囊附着在尖端，使用 1 mL Luer-Lock 注射器将 0.13 mL 造影剂注入充气球囊，球囊操作最长持续 5 秒。需要注意的是，术者应在仔细观察患者反应的情况后，缓慢充气。球囊充气应在患者能忍受的范围内进行，并不需要最大限度地给球囊充气。如果术中患者诉有中度至重度疼痛，应限制球囊充气范围，防止引起缺血性神经损伤。球囊放气结束后才可移动导管。术者可应用球囊在整个目标区域进行反复充气和放气，达到充分松解的效果。硬膜外粘连松解和球囊减压术后，可注入 1 mL 未稀释的造影剂用于排除蛛网膜下腔或血管内注射，观察先前充盈缺损范围是否减少。然后在每个目标靶点分别给予 2 mL 1% 利多卡因和 5 mg 地塞米松。

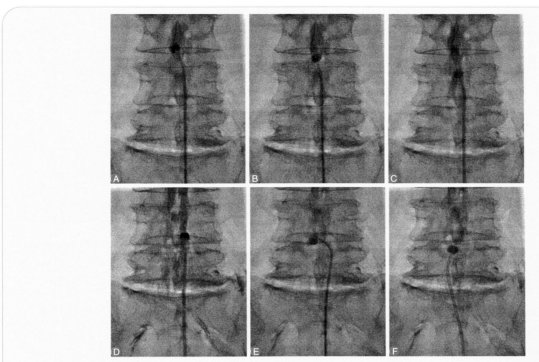

联合硬膜外粘连松解和球囊减压，轻柔地使用导管侧向活动和球囊充气治疗椎管中央性病变

图 7.5　硬膜外松解和球囊减压

7.3.2　ZiNeu-F导管：经椎间孔入路

ZiNeu-F导管很薄（约2 Fr），但它可通过加强导丝进行加强（图7.6），同时操作简单，能有效地到达病变狭窄部位，甚至可至中度以上椎间孔狭窄区域，因此适用于经椎间孔入路。

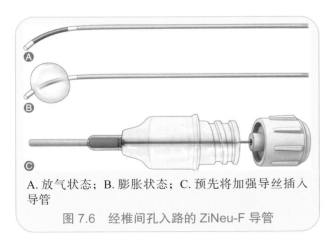

A.放气状态；B.膨胀状态；C.预先将加强导丝插入导管

图 7.6　经椎间孔入路的 ZiNeu-F 导管

7.3.2.1　术前准备

患者取俯卧位，腹部下方放置一个高体位垫，以减少腰椎前凸。通过减少腰椎前凸可防止L₅椎间孔被髂骨遮盖，提高手术的成功率。因此，这个操作过程需要一个比骶尾侧入路更高的垫子。随后使用聚乙烯吡咯烷酮碘溶液进行皮肤消毒。

7.3.2.2　ZiNeu-F导管的准备

ZiNeu-F导管内有导丝，所以与骶尾侧入路的ZiNeu导管不同，操作过程需要在导管到达目标区域后、球囊减压前，用造影剂替换导管内的空气。

7.3.2.3　局部麻醉及手术入路

消毒准备后，使用1%利多卡因局部浸润麻醉皮肤和软组织。穿刺过程中使用导针或护套，可以降低球囊破裂的风险。目标节段椎间孔是由临床症状和腰椎MRI共同确定的。通常在斜位视图（30°～35°）中，进针点为椎间孔的下外侧区域；如果髂嵴过高，在30°斜位视图中，椎间孔易被遮盖（特别是L₅～S₁的椎间孔），则可考虑采用对侧椎间孔逆行椎间孔入路，而不是经同侧椎间孔入路导入ZiNeu-F导管[22]。

7.3.2.4　造影透视下明确位置

导针应沿神经根在"安全三角"内侧方向穿入，然后根据斜位视图将导针推进至椎弓根6点钟位置。手术过程中应通过正位视图检查针尖，确保导针不超过椎弓根中线，防止硬脊膜损伤。如果针尖通过腹侧的硬膜外腔到达椎体后缘，应行硬膜外造影透视图，并将针头回退2～3 mm，以保证导管进入腹侧硬膜外腔，防止球囊被针头斜面锋利的边缘撕裂。然后将针尖固定在椎间孔入口外，再将ZiNeu-F导管及其封闭的导丝略微推进到目标椎间孔。

7.3.2.5 硬膜外粘连松解和球囊减压

当ZiNeu-F导管到达目标区域后，取出导丝，用造影剂替换导管内的空气。将一个5 mL的注射器内装入大约2 mL的造影剂并连接至导管，用力将柱塞向后拉并释放，排出球囊导管内的空气，此时造影剂会自动流入导管（图7.7）。然后，将含有0.1 mL造影剂的1 mL Luer-Lock注射器连接到导管上进行球囊充气（图7.8）。最初，只将0.05 mL造影剂缓慢注入导管，在透视下，整个目标区域通过对球囊进行反复充气和放气，达到充分的机械粘连松解效果。靶点通常包括在侧隐窝和椎间孔出口之间的3～5个连续的点位（图7.9）。操作过程中应注意观察患者的反应，缓慢地进行球囊充气，每次不超过5秒。球囊通常在侧隐窝和椎间孔出口之间的靶点上充气3次，只有当球囊完全放气后才能退出导管。少量造影剂进行第一次球囊减压后，须重新插入导管，最多可使用0.3 mL造影剂进行第二次球囊减压。

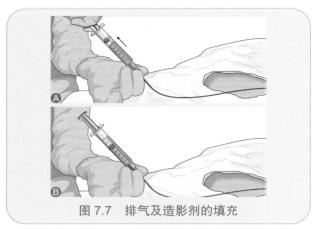

图7.7 排气及造影剂的填充

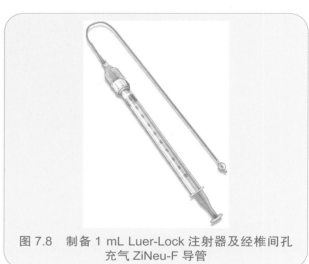

图7.8 制备 1 mL Luer-Lock 注射器及经椎间孔充气 ZiNeu-F 导管

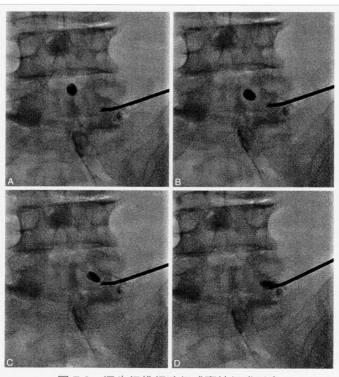

图7.9 逐步经椎间孔行球囊神经成形术

7.3.2.6　药物注射及硬膜外造影后的处理

球囊充气的程度可根据患者疼痛的程度进行调整，如果球囊充气过程中，患者出现中度至重度疼痛，术者应立即停止给球囊充气；在第二次球囊充气和放气过程中，由于球囊弹性增加，神经周围的间隙也会增大，患者可耐受更大程度的球囊充气。在完成球囊减压和粘连松解后，须重新插入导针进行硬膜外激素注射，术后硬膜外造影图像的改变可通过充盈缺损改善的程度来评估。最后注入3 mL 1%利多卡因、5 mg地塞米松和1500 IU透明质酸酶的混合物。

7.4　手术注意事项

7.4.1　预防球囊破裂的方法

过于坚韧的球囊是存在风险的，因为其可能会对神经周围施加过度的压力，导致缺血性神经损伤。因此，需要确保球囊在压力过大时不会破裂，对患者的手术安全非常重要。建议采取以下几种预防措施，确保球囊可安全充气，避免在手术过程中破裂。

首先，应使用导针鞘来代替导针（尤其是初学者）。当球囊导管尖端通过导针时，经常会对球囊表面造成轻微损伤，而这会增加手术过程中球囊破裂的可能性。

其次，球囊充气时须缓慢、轻柔地注射造影剂，减少球囊破裂的风险，因为在球囊充气过程中快速注射造影剂可导致球囊内高压，引发球囊破裂并诱发患者剧烈疼痛。

最后，逐步进行球囊充气，第一次只注射0.05 mL造影剂，第二次和第三次注射0.1 mL造影剂。这种做法可增加球囊的弹性，既扩大了狭窄区域，又降低了球囊因高压破裂的风险，从而减少术中疼痛。

7.4.2　预防导管损伤的方法

虽然导针损坏导管的发生率较低，为了预防其发生可采取以下几种措施：第一，经骶尾侧入路时，导针应尽量平行于硬膜外腔的角度穿入，可减少手术过程中对导管的损伤。而经椎间孔入路时，应尽可能向下移动至椎间孔底部穿入导管，可最大限度地减少穿入时的阻力，减少导管损伤的可能。

第二，术者应使用拇指牢固地固定定位导针。导针插入时定位导针移位会引起导针尖端损伤，球囊导管通过破损的导针也会导致球囊或导管损伤。

此外，拔出导管时应缓慢拉动。如果感受到任何阻力，导针的斜角应稍微旋转，直到找到特定的角度，感受导管没有阻力的情况下再收回。如果通过各种操作仍不能拔出导管，应同时拔出导针和导管。

7.4.3　围手术期并发症及处理

球囊神经成形术发生围手术期的并发症相对少见。根据既往报道，硬膜损伤的发生率为3.3%～3.9%，而怀疑硬膜下注射的发生率为1.9%[8, 21]。如果在球囊神经成形术中怀疑有硬膜损伤或硬膜下注射，应立即停止手术。此外，球囊神经成形术中，血管内注射的发生率为1.5%，而低血压的发生率为1.9%[8, 21]。然而，所有并发症患者均无持续性神经功能损伤，短暂卧床休息后均可出院。最常见的并发症可能是术后疼痛，因此应告知患者球囊减压术后可能会有2～3天的疼痛或不适感。

尽管几乎所有的术后疼痛都可在几天内消退，但在极少数情况下，患者可能会持续超过10天感受剧烈或持续的疼痛。因此，术后疼痛管理须精细处理，此种情况下，建议使用局部麻醉药进行硬膜外阻滞以减轻疼痛。

7.5　结论

球囊神经成形术可显著缓解腰椎管狭窄症相关的慢性顽固性疼痛及功能障碍，是传统硬膜外神经成形术的有效替代方法。准确、熟练地使用球囊神经成形术可以为患者提供良好且长期的临床效果，因此在使用ZiNeu导管减压时，充分了解ZiNeu导管的特点并熟练操作至关重要。所以本技术指导对使用ZiNeu导管进行球囊神经成形术的医师有重要价值。

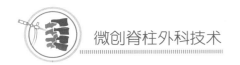

参考文献

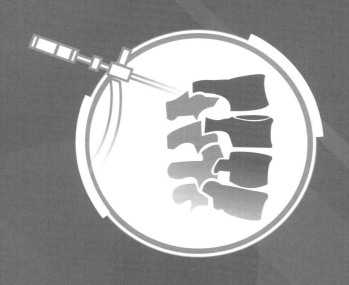

第八章

经皮椎间盘成形术：髓核成形术和纤维环成形术

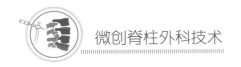

8.1 前言

椎间盘突出是急、慢性根性疼痛的常见病因[1]。经皮减压技术包括椎间孔镜下髓核摘除术和椎间盘射频消融术。手术医师通常考虑采用经皮穿刺技术治疗理想情况下含水量较高的、局部突出的椎间盘[2]。最近的导航减压装置也可提供有针对性的减压治疗，可用于脱垂游离型椎间盘突出[3]。

10多年前，美国德克萨斯州奥斯汀市的一家公司推出了一种等离子体产生消融设备——Perc-D SpineWand，提供经皮对椎间盘髓核进行射频消融处理，但该装置使用直导管，不太适用于中央型和旁中央型的腰椎间盘突出患者。

根据Kambin的临床经验，椎间盘突出的方向和大小并非预后相关指标。通过精确操作硬膜外导管可取出髓核碎片并获得部分减压[4]。然而要摘除脱出或游离的髓核碎片往往比较困难[5-7]。为了方便椎间盘和硬膜外腔内的操作，作者和韩国京畿道的U&I公司共同开发了一种可导航导管——L'DISQ，作者的初步研究结果显示其治疗腿痛的有效性和安全性[3]。

SpineWand和L'DISQ装置都可用于治疗因椎间盘突出症引起的根性疼痛，特别适用于椎间盘造影在低体积和低压力下显示一致的疼痛刺激，或者是CT显示小到中等大小的膨出型椎间盘突出，尤其是伴有宽颈型放射式纤维环撕裂。尽管Sim等[8]和Bokov等的研究报道了运用该装置对椎间盘突出患者行减压手术后，取得了良好预后[9-10]，但是游离型椎间盘、脱垂型椎间盘和大于椎管矢状径1/3的巨大突出，是使用该装置的相对禁忌证[11]。

髓核减压的理论基础是通过摘除粘连椎间盘，有效地降低椎间盘内压力，间接地松解相邻神经根。其基本原理是把椎间盘看作一个封闭的液压系统，减除一部分髓核将有效减除整个椎间盘内的压力[12]。然而，目前还没有通过对比术前和术后椎间盘内压力的相关研究来验证这一猜想。

通过对牛的椎间盘行射频消融术的实验中证明去除小体积的髓核组织可使椎间盘内压力显著降低[13]。此外，通过调控死亡和濒死的髓核细胞所产生的炎症细胞因子，可能会减少轴性和神经

根性疼痛[14-15]。在这一章中，我们回顾了其他微创脊柱外科技术的进展，并讨论了L'DISQ开发人员对这项发明的看法和他们对这一创新仪器的计划。

8.2 适应证与禁忌证

8.2.1 适应证

（1）髓核突出引起的根性腿痛。

（2）MRI显示局限性的椎间盘突出，包括膨出型突出。

（3）保守治疗3个月以上无效的顽固性疼痛。

8.2.2 禁忌证

（1）慢性椎间盘源性疼痛，或椎间盘造影中造影剂呈周围弥漫性扩散者。

（2）严重的椎间盘退行性变，椎间盘间隙小于相邻正常椎间盘间隙的一半高度，或终板严重变形。

（3）游离型椎间盘。

（4）中度至重度的椎管狭窄。

（5）颈椎间盘突出患者的MRI检查中出现脊髓粘连性病变或任何上运动神经元损伤征象。

（6）血流动力学状态不稳定。

（7）脊柱恶性肿瘤、感染或骨折。

8.3 包容型椎间盘的减压

包容型椎间盘具有完整的外层纤维环，在椎间盘造影时，造影剂不会渗漏到硬膜外腔[16]。

单独使用MRI鉴别包容型椎间盘与非包容型椎间盘的敏感性、特异性和准确性分别为72%、68%和70%[17]。MRI征象包括在同一平面内从髓核到突出边缘的距离小于髓核的长度，硬膜外移位的椎间盘突出部分与椎间盘内的髓核依然相连。脱出的椎间盘长度不超过椎间隙的高度。脱出的椎间盘一般在硬膜外或后纵韧带下方，但有一种非连续的髓核组织是可深入至硬膜囊外的（硬膜下椎间盘突出）。

在负重过伸和椎管狭窄时，测得的硬膜外压力也比具有完整纤维环的椎间盘内压力低约6倍[18-20]。

因此，压力矢量几乎总是向外朝向纤维环和后纵韧带，虽然未经验证，但脱出的髓核组织几乎不可能自动回缩至椎间盘内。

8.4　包容型和非包容型椎间盘突出的靶向减压

从理论上讲，椎间盘减压最佳的方法是针对突出的椎间盘组织的热凝，而非中央的椎间盘髓核组织。通过椎间盘突出消融术，可以热凝消除突出部分的椎间盘，并能减轻纤维环、后纵韧带和神经根的压力[2]，但也会增加相邻神经血管和骨结构意外损伤的风险。等离子消融和导管导航定位技术对于预防并发症至关重要（图8.1、图8.2）。上文中提到的"L'DISQ装置"，将在下文详细讨论该装置的开发和技术要点。

等离子射频消融技术是一种临床应用成熟的、可定量调节的技术，可以保护手术区域内的精细结构。有研究发现，在猪髓核样本上使用不锈钢制成的探头来优化等离子体发生仪[21]，当仪器充电时，探头周围形成的气泡表面会发生等离子体放电和组织消融。大约经过300秒和1.35 g的消融后，加热的探头显示出聚集的碳样组织。

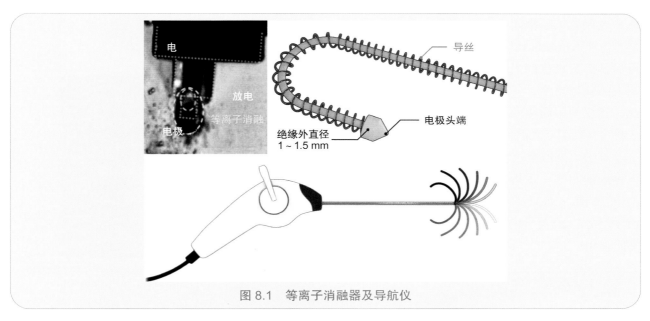

图 8.1　等离子消融器及导航仪

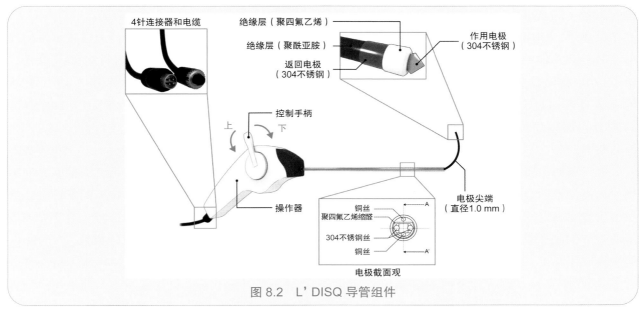

图 8.2　L'DISQ 导管组件

通过旋转、重新定位和振动导管手柄，并不断改变尖端和尖端之间的接触点，去除组织并防止碳化。通过在手柄上操纵导管尖端，以2.5 mm/s的速度移动导管手柄，输出电压为280 V，从而达到最佳效率[22]。

经椎间盘入路进入脱出髓核时，发现探头通常无法通过纤维环撕裂口进入脱出椎间盘，尤其是当纤维环撕裂口和脱出椎间盘未在同一平面时。此外，当探头弯曲重新定向时，附加在导管上的力会使其向后卷曲，而不易进入椎间盘突出的内部。

对于较大包容型和大多数非包容型椎间盘突出，建议直接经椎间孔入路进入突出椎间盘的底部[23]。从上位腰椎到$L_5 \sim S_1$，经对侧入路有助于接近后部的突出椎间盘[23]。$L_5 \sim S_1$椎间盘通常需要较大的陡峭角度，一般会限制导管穿过中线。因此，建议采用同侧入路，定位针稍微弯曲，有利于将定位针引导到后方和内侧[23]。

对于颈椎通常选择右侧入路，因为食管位于下颈部的左侧。示指和中指的压力作用于气管和胸锁乳突肌（SCM）内侧边界之间的间隙。术中可使用25号、2.5英寸的脊柱穿刺针，针应在示指前端倾斜30° ~ 40°，针尖需位于椎间盘中心。

8.5 手术有效性

2011年，作者通过对27名由EMG确认的神经根病患者（20名椎间盘突出患者）进行的初步研究结果显示，使用该系统治疗后，患者有显著的疼痛减轻和功能改善[3]。随后在前瞻性研究中随访了170名椎间盘减压术后2年的患者，其中86%的患者有椎间盘突出，在2年的随访中，78.3%的患者腿部疼痛强度改善了50%以上，复发率为4.7%[24]。

另一项初步研究纳入了20名通过椎间盘造影确诊为慢性椎间盘源性疼痛的患者，术中将导管探头放置在确定的最突出的撕裂部位（图8.3）。术后48周的临床结果具有统计学意义，但有20%的患者在术后4 ~ 12周出现症状复发[25]。未公布的数据评估显示，受试者术前的疼痛评分变化很大，疼痛改善组和未改善组之间存在显著统

计学差异。一部分病例治疗12周后，VAS评分由10分降至0分，而在另一部分病例中，术前VAS评分为3分，而术后12周加重为6分，因此无法根据术前变量预测预后。只能将不一致的结果归因于在手术过程中髓核组织残留或炎症未被完全清除。

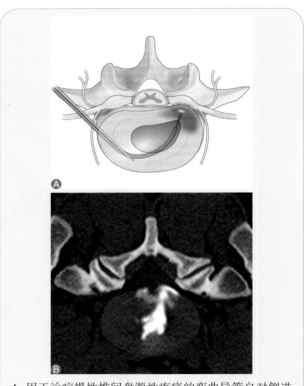

A. 用于治疗慢性椎间盘源性疼痛的弯曲导管自对侧进入；B.CT 椎间盘造影确定表面破口及纤维环撕裂

图 8.3　用于治疗慢性椎间盘源性疼痛的导管示意及同水平的椎间盘造影

对于使用经皮导航系统进行颈椎减压术的20名患者进行初步研究，包括12名男性和8名女性，年龄分布为28 ~ 65岁，平均年龄为45.4岁。症状的平均持续时间为5.6个月，范围为1 ~ 20个月。目标受累的椎间盘的节段：$C_{3/4}$ 1例，$C_{4/5}$ 2例，$C_{5/6}$ 6例，$C_{6/7}$ 11例。根据MRI显示，10名患者表现为椎间盘向前突出，其他10名患者为椎间盘向后突出。术后获得所有患者连续48周的随访临床数据。与术前相比，术后48周随访时，数字疼痛评定量表（NRS）、颈椎功能障碍指数，（NDI）和健康调查简表（SF-36）的躯体疼痛（BP）评分均显示统计学改善。结果显示，术前平均疼痛程度NRS测量值为7分，术后48周为1分。术后第4周

NRS明显改善（$P = 0.01$）。从4~48周，并没有进一步有统计学意义上的改善，但最初的改善是持续的。术后1周NDI显著下降（$P = 0.01$），持续改善至48周，从44分降至9分。SF-36 BP评分在术后1周内显著增加，与术前的33.20相比（$P = 0.02$），48周时稳定改善至51。其中16名患者（80.0%）的研究结果显示出良好的治疗效果，患者的NRS减少了50%以上，而另外4名受试者的研究则没有显示出手术治疗成功的效果。其中1名受试者在24周后出现NRS下降，但症状在24~48周复发。另外3名患者出现了探头位置放置错误。在术后CT图像上，硬膜外和靶点椎间隙中经常出现一些被认为是汽化气泡的透亮斑点。而通过MRI或X线片对骨结构和韧带扫描，并与术前图像进行对比，均未观察到任何患者的特殊变化。

所有参与者均通过正侧位透视来证实探头尖端的最终位置，探头经椎间盘边缘进入突出椎间盘所在位置。研究显示，16名患者探头尖端位置放置正确，另外4名放置位置错误。而这4名患者探头的尖端都是在突出基底下方偏内侧的位置。因此，不建议尖端从椎间盘中央接近目标区域。48周随访后，4名患者手术效果不佳，其中3名患者提示探头放置位置错误，1名患者提示探头放置位置正确，这表明手术效果良好与否与尖端放置位置存在显著的相关性。

本研究的局限性在于它是一项前瞻性研究，随访时间短，受试者少。未来还须进行随机对照研究，根据颈椎间盘突出节段或突出的类型，比较手术的临床疗效，以确定各种颈椎HNP患者使用导航系统经皮椎间盘减压的临床应用效果。尽管存在一定的局限性，但本研究较为理想的治疗效果及手术安全性，鼓励我们在合适的病例中使用该项技术。

8.6 并发症

研究报告显示，少数患者（5.7%，$n = 11/192$）存在持续1~3个月的神经根性疼痛和感觉异常。然而，1.6%的患者（$n = 3/192$）出现了足下垂。其中1名患者出现了L$_5$根明显的轴突损伤与其持续1年以上的肌无力相关[24]，考虑是术中灌注的热盐水从椎间盘渗漏，导致神经热损伤。通过康复锻炼后，3名患者都可恢复一定程度的足外翻。因此，由于可能出现神经热损伤，不建议持续输注盐水。即使尖端位置放置正确，神经组织和L' DISQ探头之间的距离也可因组织切除而减小，尤其是突出椎间盘紧贴在神经根或硬膜囊上，甚至纤维环外层缺失时，若探头尖端长时间靠近神经组织，电刺激可能导致神经热损伤。

在颈椎微创手术的初步研究中，随访期间尚无任何术中或术后并发症的报道，如吞咽不适、声音嘶哑、食管穿孔、血管或神经损伤、感染和脑脊液漏。

在探头加热过程中，终板热损伤可能会导致局部骨坏死，并在一名患者中观察到炎症性骨反应。在另外10名持续轴性疼痛患者中（颈椎3名，腰椎7名），放射科医师根据术后MRI诊断为无菌性椎间盘炎，但终板损伤是可以预防的[26]。

8.7 手术技术

8.7.1 术前准备

（1）回顾病史和影像学。

（2）抗生素过敏性皮肤试验（可选）。

（3）术前30分钟静脉注射抗生素。

8.7.2 手术准备

8.7.2.1 腰椎

（1）腹枕支撑，俯卧位。

（2）由专业人员实时监测生命体征。

（3）在皮肤上标记解剖标志，包括椎体终板、椎弓根、棘突、髂嵴。

（4）手术铺巾。

（5）遵循预防手术部位感染的全球指南使用抗生素（世界卫生组织预防手术部位感染的全球指南。世界卫生组织，2016年）。

8.7.2.2 颈椎

（1）仰卧位，颈椎轻度过伸，肩下方放置一软垫，将两个肩膀向下牵拉后轻柔固定至手术台。

（2）软带固定在前额上方，保持头颈部稳定。

（3）监测系统实时观察生命体征。

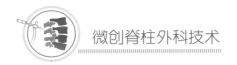

（4）在皮肤上标记解剖标志，包括椎体终板、椎弓根、棘突、髂嵴。

（5）手术铺巾。

（6）遵循预防手术部位感染的全球指南（世界卫生组织预防手术部位感染的全球指南。世界卫生组织，2016年）。

8.7.3 标记目标椎间盘纤维环

（1）使用25号针头进行椎间盘造影，注射1～2 mL造影剂勾勒椎间盘突出。然而，脊柱手术中，常使用电离造影剂预防手术过程中等离子的生成，因此该步骤常被省略。

（2）C形臂侧位视图显示椎间盘范围（图8.4）。

8.7.4 皮肤穿刺进入靶点部位

8.7.4.1 腰椎

（1）透视引导下，标记目标椎间盘棘突中线旁开12～15 cm的进针点。

（2）在皮肤、筋膜和肌肉层注射麻醉药进行局部麻醉。

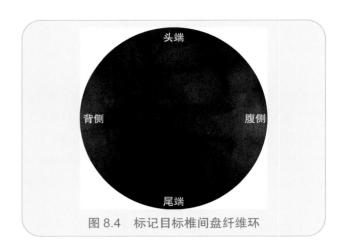

图 8.4 标记目标椎间盘纤维环

（3）穿刺点略微在上关节突前方，向同侧倾斜C形臂约15°可清楚显示该结构。上关节突应位于前后椎体距离上约为3/5处，且终板平行对齐（图8.5、图8.6）。

8.7.4.2 颈椎

（1）通常选择患者的右侧入路，因为食管位于下颈部的左侧（图8.7，如须处理右侧颈后外侧或颈椎间孔突出的椎间盘时，左侧入路需谨慎，避免损伤食管）。

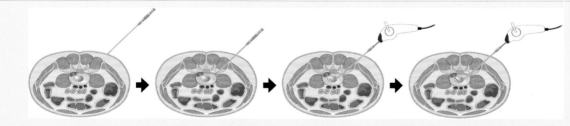

皮肤进针点为目标椎间盘棘突中线旁开 8 ～ 10 cm。穿刺点位于上关节突的稍前方，在 C 形臂向同侧倾斜约 30° 时可见

图 8.5 在 X 线片透视引导下进针（1）

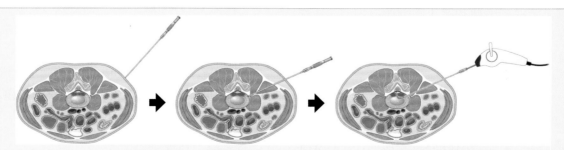

皮肤进针点在腰方肌外侧缘周围，腰方肌是背部肌肉的最外侧，该进针点为目标椎间盘的棘突中线旁开 12 ～ 15 cm。穿刺点位于上关节突的稍前方，在 C 形臂向同侧倾斜 60° ～ 75° 时可见

图 8.6 在 X 线片透视引导下进针（2）

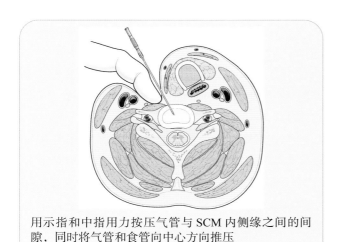

用示指和中指用力按压气管与SCM内侧缘之间的间隙，同时将气管和食管向中心方向推压

图8.7 右侧入路解剖示意

（2）通过两个手指尖触摸目标椎间盘确定进针点。

（3）在皮肤、筋膜和肌肉层注射麻醉药进行局部麻醉。

（4）用示指和中指用力按压气管和SCM内侧边界之间的间隙，将气管和食管推向中央方向。

（5）透视角度取垂直正位投影旋转15°，选25号、2.5英寸的脊柱穿刺针在两个手指尖之间以30°～40°的角度穿刺。

8.7.5 手术入路

腰椎

（1）正侧位透视下，引导针沿着指向椎间盘边缘处的接触点，该接触点位于相邻椎弓根的内侧边界之间。

（2）使用略微弯曲的远侧尖端的"螺旋式"旋转，将引导针指向上关节突的侧边缘。随后，手动将引导针长柄轻柔地旋转，也有助于引导其进入椎间盘的后侧或穿过椎间盘的中线。

L$_{4\sim5}$节段等离子减压术的手术入路并不难，该手术最困难的部位是L$_5$/S$_1$椎间隙。而当套管针的尖端弯曲约15°，长度为8～10 mm时，执行该操作会更加方便，就如同是在朝着想要的方向行驶。

应用尖端弯曲的针向前推进，针就不再笔直地运动，而是朝着弯曲的方向运动。

就像开车一样，通过调整旋转针尖弯曲的方向，再向前推进则可以很容易地将针头定位至靶点位置。由于可以随时调整穿刺针的方向，因此

手术节段为L$_5$/S$_1$椎间隙也不会太难。通常，在L$_5$/S$_1$椎间隙进行手术时，进针点选择在髂嵴和腰椎之间，避开骨盆遮挡。这种情况下，椎体前后线与穿刺针之间的角度非常小，因此很难将尖端定位在椎间盘背面或撕裂的纤维环后层上。

L$_5\sim$S$_1$的手术进针点最好是选在与L$_{4\sim5}$相同的穿刺位置，相对有利的进针入点应尽可能远离棘突，最好是从椎旁肌触诊可触及的肌肉外侧端开始，弯针穿刺过程的调整空间足够。该部位是躯干的后外侧区域，位于椎体棘突外侧12 cm以上。

8.7.6 触点及推进

（1）触摸上关节突外侧缘，然后针尖沿曲线推进远离中线。一旦触及上关节突骨面，术者须旋转针头指向中线。

（2）如果可能直接穿刺髓核突出（HNP）的中央或目标是对侧突出，则不要穿刺正常的纤维环后层。

（3）正侧位透视下缓慢推进穿刺针，远端弯曲和长而平缓的曲线都有助于通过旋转针头实现精确控制方向。

（4）通过C形臂正侧位透视来确认纤维环，当突破纤维环外层时，会感受到阻力下降。

（5）通常进入髓核之前须先行正位图透视，再使用侧位视图参考穿刺深度，并且针尖不应超出椎弓根的内侧边界（图8.8）。

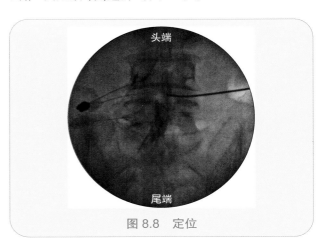

图8.8 定位

颈椎

（1）穿刺针以椎间盘的中心为方向。

（2）穿刺针穿透纤维环外层并有落空感后，

再推进<5 mm，避免因椎间盘压力导致针头退出。

（3）将针尖置于椎间盘的后1/3处，并通过C形臂侧位透视确认位置。

（4）用无菌手术胶带固定套管针。

8.7.7 放置探头

（1）确认椎间盘髓核位置，或将探头置于椎间盘中央或脱垂部位，移除针芯后更换探头。

（2）消融前须使用2~3 V 2 Hz的负性运动神经刺激（图8.9）。当针头位于椎间盘突出处时，应再次检查针头的位置。

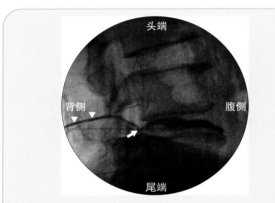

三角箭头：L'DISQ探头；箭头：椎间盘突出的位置

图 8.9　消融前探头的位置

与现有的椎间盘内手术类似，一旦等离子探头的远端置于髓核内，由于等离子探头不可避免地穿过椎间盘，会造成破裂的纤维环组织加速退变。虽然这种直接入路操作起来相对困难，但如

果将等离子探头的末端从硬膜外腔直接进入脱垂的髓核组织，既可以有效地去除脱垂的髓核，又不会引起正常椎间盘组织发生退变。术前可根据MRI图像检查椎间盘髓核脱垂的精确情况，再进行手术。

为避免损伤神经，在执行以下步骤时须谨慎。C形臂侧位透视时，套管针的位置应位于椎体后缘连线的后方纤维环中心，正位视图应位于MRI确认的突出椎间盘中心。套管针到达所需位置后，取下套针内的金属导针，再将等离子棒缓慢插入剩余的聚合物保护套中（图8.10）。

如果探头的远端位于脱垂椎间盘表面，因为触到纤维环的外壁，探头不会进一步前进，医师须施加较大的力将探头进一步推进到手术部位。如果探头的远端超过C形臂透视识别的病灶位置，表明探头可能进入了硬膜外腔或其他不正确的位置。

这种情况下，也可以将造影剂注入硬膜外腔以获得更精确的信息。此外，在神经电刺激模式施加电刺激时，神经受到刺激会引起下肢肌肉收缩，患者也可感觉到电刺激。

颈椎

（1）拔出导针后插入导航探头。

（2）通过C形臂的正侧位视图，调整探头尖端位置至纤维环撕裂的位置。

（3）将患者的颈部调整为屈曲位，扩大进入撕裂纤维环的后方空间，使用轻柔力度插入探头。

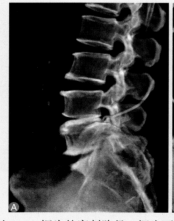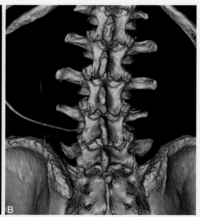

进行三维重建显示了L'DISQ探头的穿刺路径。探头可直接进入脱垂的髓核，而无须穿过正常的纤维环。虽然这种直接入路是一种困难的方法，但它可以有效地切除脱出的椎间盘，而不影响正常或退行性病变的椎间盘组织

图 8.10　通过 L'DISQ 手术过程中拍摄的 CT 图像

（4）在轻柔压力下，Wand不容易进入撕裂的纤维环，通过正侧位透视来检查探头尖端的位置，并在撕裂的纤维环周围激活数次等离子消融（等离子可以去除含有水分的髓核，但不能去除纤维环。因此，通过等离子消融去除撕裂破口处的髓核后，可再通过纤维环破口进入椎间盘内部）。

（5）探头尖端进入时只须轻轻用力，且必须关闭等离子消融，以防神经损伤。

8.7.8 射频消融

（1）确保患者清醒并能表达疼痛。这一过程可持续5秒，须反复检查并确保没有刺激到神经（图8.11）。

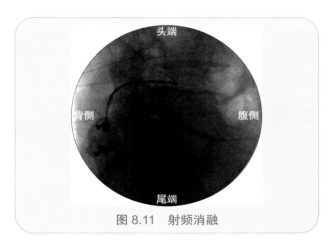

图 8.11 射频消融

（2）在消融过程中旋转或重新定位，可防止探头与组织粘连。

（3）一般来说，腰椎间盘消融总的时间通常为150～300秒，而颈椎间盘的消融时间为120～200秒。

（4）确保每次5秒的消融术前神经刺激均为阴性。

（5）为防止局部热量积聚，采用位于硬膜外腔安全区内的25号脊柱穿刺针，缓慢间断注射0.5～1 mL常温或低温的生理盐水（图8.12）。

（6）建议患者在神经症状改善后进行20～30秒的额外消融后再停止。

（7）等离子消融减压术是一种通过去除部分突出椎间盘来改善患者症状的微创手术，再通过核心肌群的锻炼进一步帮助患者康复。因此，最好不要尝试用等离子消融术去除所有突出的椎间盘。

（8）如果神经受到刺激，意味着探头尖端与神经非常接近。此时，如果没有再次发生神经刺激，则可再次进行消融，因为操作位置存在相对安全区域。但如果消融期间神经受到刺激，必须立即中止手术并重新定位。当成功去除脱垂的椎间盘组织时，探头的尖端和神经的位置非常接近，中间仅有一个薄层纤维环，有可能出现微弱的神经刺激症状。手术过程中，如果患者感觉到微小的电刺激时，可以观察到患者背部或臀部肌肉的微小肌肉收缩。这种情况下，如果立即停止消融并调整位置，仍可以相对安全地完成手术。因此，即使在手术前有轻微的电刺激，也有必要提醒患者立即通知医务人员。若神经刺激较微弱，可停止消融后调整探头的位置，再重复消融。

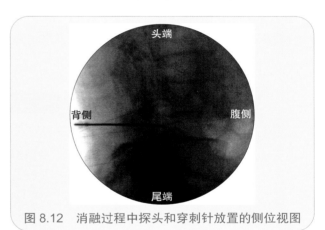

图 8.12 消融过程中探头和穿刺针放置的侧位视图

8.7.9 凝固

消融后，将探头尖端移至纤维环撕裂口中间，并切换到凝固模式后，再次间歇性凝固10～15秒。

8.7.10 取出探头装置

（1）按以下顺序取出器械：导管、导管鞘和25号脊柱穿刺针（图8.8）。

（2）进针口应当加压包扎。

（3）检查是否有出血。

8.7.11 术后护理

（1）如果医师希望评估髓核去除量及减压效果，或术后可能的结构性并发症等，可以术后行CT或MRI检查（图8.13）。

（2）术后仰卧位绝对卧床休息4小时。

（3）常规外科伤口护理。

（4）术后第二天的评估疼痛强度。

第八章

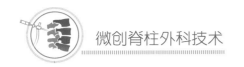
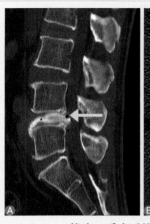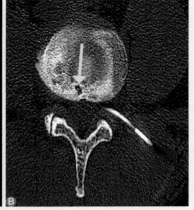

箭头：手术后椎间盘组织的消融部位

图 8.13　术后 CT 扫描

8.8　结论

经皮椎间盘减压微创手术正在飞速发展。虽然目前的导管靶向消融技术可以有效治疗因椎间盘突出引起的神经根性疼痛，但治疗持续的轴性疼痛仍然不是最佳方法。

参考文献

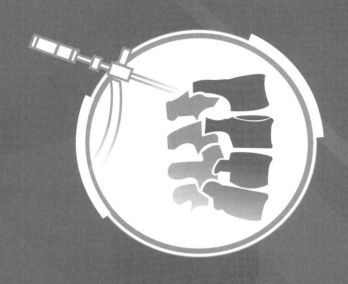

第九章
内镜下经椎间孔椎间盘成形术

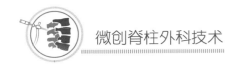

微创脊柱外科技术

9.1 前言

椎间盘源性腰痛诊断通常比较困难，而且许多患者想要精确定位疼痛来源也不太可能。由于纤维环的愈合能力有限，撕裂的纤维环与神经结构相近，使得纤维环、椎间盘源性腰痛的治疗仍具有一定的挑战性。目前，各种椎间盘内、外微创手术技术已经应用于临床中，但这两种方法都存在相应的局限性和风险，影响临床疗效。

近年来，经椎间孔硬膜外内镜与先进激光技术相结合的新技术成为人们关注的焦点。内镜下引导可直接刺激疑似疼痛源，直视下观察椎管内病变解剖，并可诱发患者疼痛再现，在很大程度上提高了诊断准确性。同时，激光在内镜直视下的应用也大大提高了椎间盘成形术的安全性和有效性。

经皮内镜下腰椎纤维环成形术和髓核成形术（PELAN）是一种椎间盘内手术，可直接处理撕裂纤维环中的肉芽组织。经椎间孔硬膜外激光纤维环成形术（TELA）本质上是一种椎间盘外手术，旨在去除纤维环后方的致敏痛觉感受神经，必要时可同时行椎间盘内消融术。经椎间孔硬膜外激光椎间盘成形术是一种合理的二线治疗方案，可用于治疗纤维环、椎间盘源性腰痛。

9.2 背景

通常情况下，大多数腰痛患者会在1~2周内

康复，但腰痛容易复发，部分患者可能会演变为慢性疼痛，甚至致残。据报道，26%~42%的慢性腰痛患者中，椎间盘是引起症状的病因[1-2]。纤维环外层和终板有丰富的神经支配，它们可能是导致腰痛发生的重要原因[3]。根据疼痛来源，椎间盘源性腰痛可分为两种类型：纤维环破裂引起的疼痛（纤维环源性）和终板破裂引起的疼痛（终板源性，图9.1）[4]，但这两种类型的椎间盘源腰痛在临床上无法区分。Crock[4]最早描述椎间盘内破裂（IDD）可根据疼痛来源分为两种类型：内部纤维环破裂（IAD）和内部终板破裂（IED）。

纤维环破裂的病理改变通常源自纤维环撕裂。纤维环撕裂的形成和进展、痛觉神经和血管肉芽组织生长、痛觉感受器的致敏及髓核漏出引发硬膜外炎症被认为是纤维环、椎间盘源性腰痛的关键机制[2]。

目前，诸多现代诊断工具可用于诊断腰痛，但持续性腰痛的确切解剖位置仍难以定位。MRI是诊断椎间盘源性腰痛最常用的方法，T_2加权像上的高信号区域（HIZ）被认为是纤维环撕裂的典型表现[5]。与纤维环撕裂相关的HIZ包含纤维环髓核物质及炎性肉芽组织。然而，MRI不能明确椎间盘是否会引起疼痛，有些纤维环撕裂是无症状的且已愈合的病变，而有些则是影像上不显示的。

激发性椎间盘造影是鉴别椎间盘源性腰痛的一项比较常用的检查[6]。

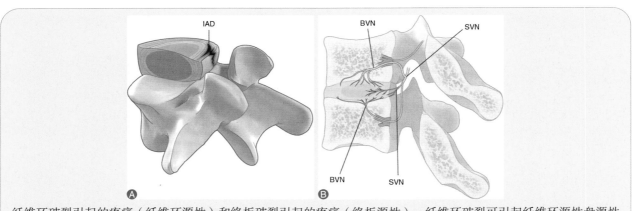

纤维环破裂引起的疼痛（纤维环源性）和终板破裂引起的疼痛（终板源性）。纤维环破裂可引起纤维环源性盘源性腰痛（图A）。纤维环后部由窦椎神经支配。终板由椎-基底神经支配。IAD：纤维环破裂；BVN：椎-基底神经；SVN：窦椎神经

图 9.1　椎间盘源性腰痛按疼痛来源分类

然而，由于椎间盘造影特异性较差，临床实用性和诊断准确性常常被质疑，且该操作可能会损伤椎间盘并促使椎间盘退变。此外，即使使用激发性椎间盘造影术，也不容易确定疼痛源的确切位置。因此，需更具体、更可靠的方法来准确定位疼痛源，而直接刺激椎间盘是一种有效的方法。与体格检查时的触诊类似，在开放手术或经椎间孔硬膜外内镜探查时，操作者可以用探针直接刺激纤维环表面。一项在局部麻醉下腰椎手术期间对组织刺激疼痛反应的研究表明，纤维环后部是腰背痛再现的最常见部位[7]。大约2/3的患者在使用钝性手术器械或电流直接刺激纤维环外层时，会诱发疼痛。1/3的患者会感觉到中度或重度腰痛的一致性疼痛。在经椎间孔硬膜外内镜检查中，探查撕裂的纤维环可引起患者的一致性疼痛。术前纤维环刺激可诱发疼痛，使用激光去神经支配后疼痛减轻，而这可能是纤维环源性、椎间盘源性腰痛的确切证据。

椎间盘源性腰痛通常采用阶梯式治疗方法，包括保守治疗、微创治疗、有创手术治疗（包括椎间盘切除术、人工椎间盘置换术或脊柱融合术）。手术与风险、并发症和恢复时间延长有关。

为避免手术相关的并发症，近年来已经陆续开发了越来越多的各种经尾端或经椎间孔入路的微创介入手术作为二线治疗方案[8]，包括硬膜外神经粘连松解术（神经成形术）、经皮椎间盘减压术［自动经皮腰椎间盘切除术（APLD）、经皮腰椎激光椎间盘减压术（PLDD）、经皮椎间盘切除器（Stryker Corp.Kalamazoo，MI，US）、椎间盘成形术等］、经皮椎间盘热成形手术［椎间盘内电热疗法（IDET）、射频椎间盘内电热纤维环成形术（Radionics，Burlington，MA，US）、双极射频椎间盘修复术、体温电磁波消融（Elliquence，Baldwin，NY，US）、L'DISQ等］，而这些治疗方法的有效性仍存在相当大的争议。所有经皮椎间盘内手术都是在透视引导下操作，纤维环后部最外层不易去神经支配，会导致疼痛改善疗效不佳。此外，还存在神经热损伤的风险。经皮或内镜引导下骶孔入路硬膜外神经成形术是一种简单、微创的到达腹侧硬膜外椎间盘的方法[9-11]。由于纤维环表面只是切线式接触，

末端发射的激光不易穿透纤维环，因此这种方法不适合椎间盘内入路。

微创手术治疗纤维环引起的椎间盘源性腰痛的主要目标是减轻疼痛和修复损伤椎间盘（图9.2）。应尽量同时从纤维环内部和外部损毁或去神经化致敏的内生疼痛性神经，以消除疼痛。应切除纤维环内突出或脱垂的髓核组织和内生肉芽组织，同时尽可能保留和修复椎间盘结构，以促进撕裂纤维环的愈合，尽量减少纤维环的缺损。当纤维环缺损大于6 mm时，患者的复发率和再手术率较高[12]。纤维环热变性和胶原纤维皱缩被认为是封闭纤维环撕裂口和稳定椎间盘结构的方法。各种微创脊柱介入治疗均有其局限性和相关风险，仅靠椎间盘外或椎间盘内治疗都存有不足之处，因此可同时应用两种手术来实现椎间盘的减压和缓解疼痛。

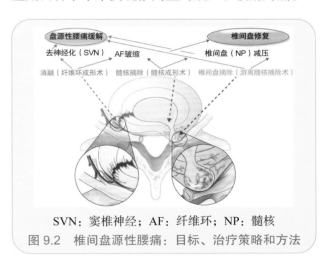

SVN：窦椎神经；AF：纤维环；NP：髓核
图9.2　椎间盘源性腰痛：目标、治疗策略和方法

将经椎间孔硬膜外内镜与激光相结合的新技术，近年来成为人们关注的焦点。与经骶孔入路相比，经椎间孔入路具有诸多优点，包括更直接进入腹侧硬膜外腔。经椎间孔硬膜外内镜可直视并接近椎管内病变，使用探头和激光可直接刺激疑似疼痛源。直接刺激引起一致性疼痛可以提示疼痛源的确切位置。此外，可以在治疗期间评估疼痛缓解的程度。

当热能用于髓核成形术时，温度必须达到45℃才能破坏痛觉感受器，60℃才能使胶原纤维变性皱缩[13]，但当迅速加热到100℃或更高时，组织会被汽化[14]。目前射频能量已被广泛用于椎间盘内的热治疗，然而，如果热量扩散至邻近的神经结构，就有热损伤的风险。激光是一种重要的

治疗方法，常用于切除多余或异常的组织[15-17]。脉冲型钬：钇-铝-石榴石（Ho：YAG）激光器发射的激光波长为2100 nm，是最常用的消融治疗激光。因为其组织穿透率低，对邻近正常软组织的损伤很小，被认为可安全应用于手术中。末端发射型Ho：YAG激光可用于PELAN操作[18]，与传统波长为1064 nm钕：钇-铝-石榴石（Nd：YAG）激光具有深层组织穿透能力不同，新型1414 nm Nd：YAG激光只具有浅层组织穿透能力，可在脊柱内镜的引导下安全有效地使用[19-20]（图9.3）。1414 nm Nd：YAG激光器因采用侧边激光纤维常用于TELA手术。在内镜引导下，该仪器可适用于治疗局灶性椎间盘源性疼痛，如纤维环撕裂或髓核突出。研究表明，与IDET相比，在纤维环中使用这种激光可引起相对较小范围的温度升高[14]。因此，选择合适的激光及正确的激光参数，可以提高椎间盘成形术的疗效。大多数脊柱手术使用5～20 W的激光功率和平均1000～3000 J的能量进行消融。但是此功率对于激光椎间盘成形术而言过高。当去神经化和凝血时，激光功率应设置为2～6 W（200～300 mJ，10～20 Hz）；而用于汽化和消融时，激光功率应设置为6～12 W（300～600 mJ，20 Hz）[14]。

本章介绍了在硬膜外内镜下使用激光和经椎间孔入路的椎间盘成形术。微创纤维环热成形术和椎间盘减压术也可以同时实现。目前，有以下两种经椎间孔内镜下椎间盘成形术方法。

（1）PELAN：仅应用在椎间盘内治疗。

（2）TELA：适用于是否合并椎间盘内突出的椎间盘外治疗。

9.3 经皮内镜下纤维环成形术和髓核成形术

PELAN是一种椎间盘内手术，直接针对撕裂纤维环内的肉芽组织。取俯卧位于Wilson架上，手术台须可透视。皮肤进入点位于中线旁开10～13 cm，局部浸润麻醉后使用一根18号脊柱穿刺针，并向椎间孔区纤维环推进。正位视图中针尖应位于椎弓根内侧连线以外，侧位视图中针尖应位于椎体后缘连线以外。穿刺针进入椎间盘后，使用造影剂和靛蓝胭脂红混合物获得椎间盘造影图像。正侧位透视下可见造影剂填充于纤维环撕裂处，而靛蓝胭脂红染色可增加内镜下纤维环裂口处髓核的可视度。

然后将导丝经穿刺针置入纤维环内。在穿刺针入点做一穿刺切口，将一个工作套管经导丝进入纤维环后部。在C形臂透视下，将套管置入纤维环内，并尽可能靠近后纵韧带的下表面。通过该套管引入带有激光尖端的柔性内镜导管（LASE，Clarus Medical，Minneapolis，MN，US，图9.4）。Ho：YAG激光可直接用于内镜下髓核和肉芽组织的热消融。激光功率设置为0.5～1.2 J（10～20 Hz）。松解后大块的髓核碎片可用镊子取出，手术通常需30～45分钟。根据Lee等的研究，使用激光作为热源的纤维环成形术的成功率为90%[18]。

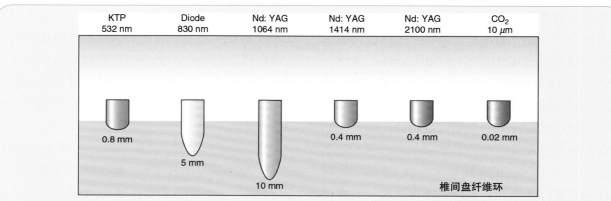

用于经皮内镜下腰椎纤维环成形术和髓核成形术的2100 nm Ho：YAG激光和用于经椎间孔硬膜外内镜下激光纤维环成形术的1414 nm Nd：YAG激光，两者均具有较浅的组织穿透力。KTP：磷酸钛氧钾

图9.3　用于微创脊柱手术治疗的激光

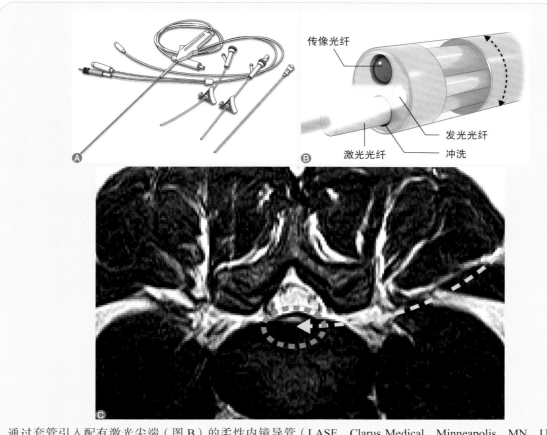

传像光纤
发光光纤
激光光纤
冲洗

通过套管引入配有激光尖端（图B）的柔性内镜导管（LASE，Clarus Medical，Minneapolis，MN，US，图A），以撕裂纤维环的肉芽组织为靶点目标（图C）

图9.4　经皮内镜下腰椎纤维环成形术和髓核成形术

9.4　经椎间孔硬膜外激光纤维环成形术

9.4.1　适应证和禁忌证

　　TELA的理想适应证是伴或不伴下肢放射痛的椎间盘源性腰痛，常继发于纤维环破裂和椎间盘突出，MRI显示突出占位小于椎管直径的一半，4～6周保守治疗无效者（且至少有一次类固醇注射史）。因术后粘连和椎间盘囊肿引起的腰背痛也可应用TELA治疗。伴有轻度至中度椎间孔狭窄的椎间盘源性腰痛患者，使用激光和髓核钳行椎间孔成形术有助于出口神经根减压。压迫神经根的上关节突和椎间孔韧带可以切除或消融。

　　TELA的禁忌证包括神经功能损伤、严重退行性椎间盘疾病、重度神经孔狭窄和节段性不稳。椎间孔区、中央区和侧隐窝区易于进入[21]（图9.5）。远端脱垂型髓核突出及高髂嵴的L_5/S_1椎间盘突出

时则很难进入（图9.6）。

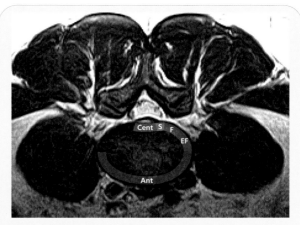

Cent：中央区；S：侧隐窝区；F：椎间孔区；EF：椎间孔外（远外侧）区；Ant：前区

图9.5　腰椎间盘病变分区

（引自：Wiltse LL, Berger PE, McCulloch JA. A system for reporting the size and location of lesions in the spine. Spine, 1997, 22: 1534–1537.）

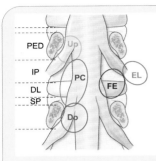

SP：椎弓根上切迹；PED：椎弓根水平；IP：椎弓根下切迹；DL：椎间盘水平；L：腰椎；T：胸椎；S：骶骨；PC：中央旁（中央和侧隐窝）区；FE：椎间孔和椎间孔外区内侧；EL：极外侧，椎间孔外区外侧（出口神经根外侧）；Up：高度近端脱垂的髓核突出；Do：高度远端脱垂的髓核突出

图 9.6　经椎间孔硬膜外内镜激光纤维环成形术的入路优势

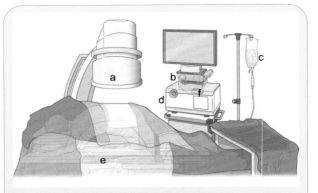

a：C形臂X线透视系统；b：NeedleCam 高清摄像监控系统（BioVision，Ilsan，ROK）；c：连续重力灌注冲洗系统；d：Accuplasti 1414 nm 钕：钇-铝-石榴石激光器（Lutronic，Ilsan，ROK）；e：可透视手术台；f：连接到 NeedleCam 高清摄像头的 NeedleView CH 内镜光纤电缆（Lutronic）

图 9.7　经椎间孔硬膜外激光纤维环成形术的手术室布置、设备和仪器

9.4.2　设备和仪器（图9.7）

（1）可透视手术台。

（2）C形臂X线透视系统。

（3）NeedleCam高清摄像监控系统（BioVision，Ilsan，ROK）。

（4）NeedleView CH内镜套件（Lutronic，Ilsan，ROK）。

（5）Accuplasti激光器（Lutronic）。

（6）连续重力灌注冲洗系统。

9.4.2.1　NeedleView CH内镜套件

NeedleView CH是一种一次性半刚性纤维光学内镜，具备单个工作通道。该内镜的工作长度为160 mm，外径为3.4 mm，工作通道直径为1.85 mm，内置分辨率为17 000像素的0.7 mm光纤通道。内镜的远端1/3可弯曲至所需的角度，便于经椎间孔进入腹侧硬膜外腔（图9.8）。

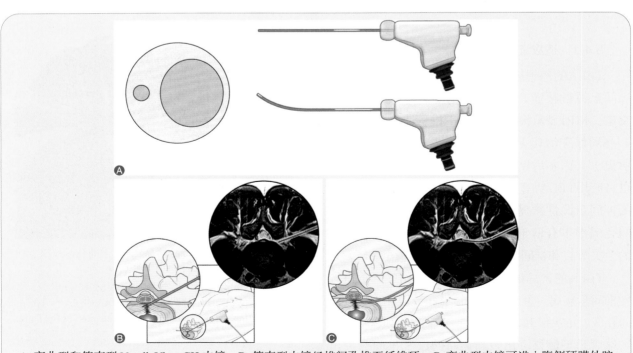

A. 弯曲型和笔直型 NeedleView CH 内镜；B. 笔直型内镜经椎间孔推至纤维环；C. 弯曲型内镜可进入腹侧硬膜外腔

图 9.8　NeedleView CH 内镜（BioVision，Ilsan，ROK）

9.4.2.2　NeedleCam高清摄像监控系统

NeedleCam高清摄像监控系统由一个发光二极管和一个高分辨率摄像头集成的一个微型单元。光源和视频图像通过单根电缆传输（图9.9）。视频可输出至像素分辨率为1920×1080的高清显示器上。

9.4.2.3　Accuplasti激光器

Accuplasti激光器是一种脉冲型Nd：YAG激光器，通过550 μm的激光光纤传输波长为1414 nm的光，然后通过3 m的光纤传输（图9.10）。

9.4.2.4　内镜引导的相关器械（图9.11）

（1）18号×152 mm脊柱穿刺针。

（2）21号×400 mm脊柱穿刺针。

（3）14号×127 mm Tuohy针。

（4）18号×152 mm Tuohy针。

（5）12 Fr套管和12 Fr扩张器。

（6）45 cm导丝。

（7）范围弯曲器。

（8）套管切割器。

（9）5 Fr×300 mm髓核钳。

9.4.3　术前准备及手术室布置

术前通过轴位MRI或CT图像来确定穿刺入路角度和皮肤进针点至中线旁开距离（由预设椎间孔的穿刺路径而定），通常进针点为中线旁开8～13 cm（L$_{3～5}$水平），穿刺角度为20°～30°。对于高位腰椎节段（L$_{1～3}$）、椎间孔区及椎间孔外病变，建议采用更陡峭的穿刺入路角度。术前约30分钟使用适当的预防性抗生素。术中监护包括心电图、血压、脉搏及血氧饱和度。TELA手术室的具体布置，如图9.7所示。

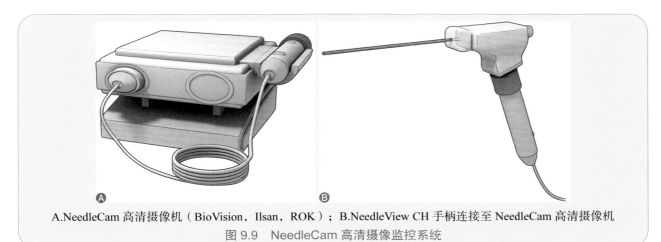

A.NeedleCam 高清摄像机（BioVision，Ilsan，ROK）；B.NeedleView CH 手柄连接至 NeedleCam 高清摄像机

图 9.9　NeedleCam 高清摄像监控系统

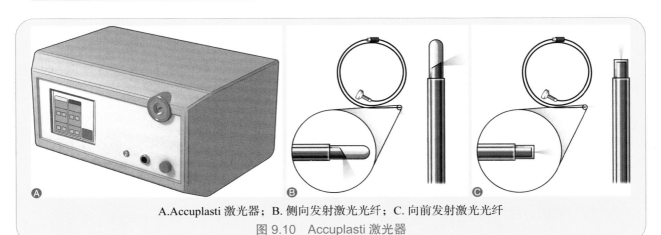

A.Accuplasti 激光器；B. 侧向发射激光光纤；C. 向前发射激光光纤

图 9.10　Accuplasti 激光器

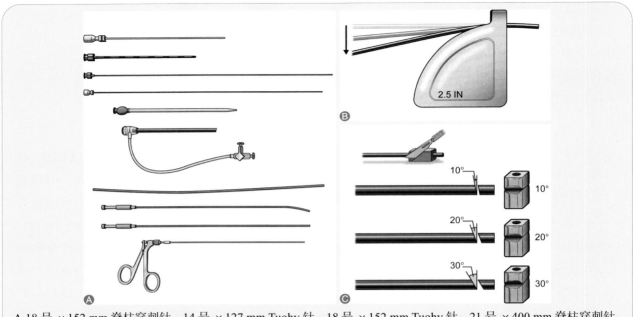

A.18 号 × 152 mm 脊柱穿刺针、14 号 × 127 mm Tuohy 针、18 号 × 152 mm Tuohy 针、21 号 × 400 mm 脊柱穿刺针、12 Fr 套管、12 Fr 扩张器，45 cm 导丝，探针，5 Fr × 300 mm 髓核钳；B. 范围弯曲器；C. 柔性扩张套器和套管切割器

图 9.11　内镜引导相关器械

9.4.4　患者体位与麻醉

患者取俯卧位，置于可透视手术台的 Wilson 支架上，常规无菌覆盖。患者保持屈曲位体位可增加椎间孔的大小（图9.12）。TELA 是在局部麻醉下进行的，患者可保持清醒和放松。必要时可使用咪达唑仑和芬太尼来进行清醒镇静。有效的术中沟通对于定位疼痛源、评估椎间盘成形术的疗效及患者的安全都至关重要。

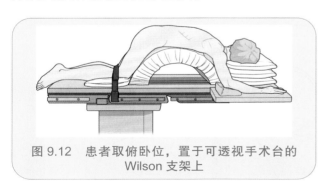

图 9.12　患者取俯卧位，置于可透视手术台的 Wilson 支架上

9.4.5　标准手术推荐步骤

9.4.5.1　透视引导下

9.4.5.1.1　置入脊柱穿刺针和导丝

（1）局部麻醉药（1%利多卡因）沿着计划穿刺路径注射至皮肤穿刺点及深层组织中。

（2）取一根18号脊柱穿刺针，并引导其进入 Kambin 三角安全区。首先触及下椎体的上关节突骨面，经上关节突腹侧至靠近椎间孔区纤维环的硬膜外腔[21]，然后触及纤维环表面，正侧位透视确定穿刺针尖位置（图9.13）。

（3）移除穿刺针针芯，将导丝导入侧隐窝（关节下区）的硬膜外腔。正侧位透视证实导丝在硬膜外腔的确切位置。

9.4.5.1.2　置入Tuohy针和导丝

（1）取出脊柱穿刺针，将一根14号Tuohy针过导丝引导进入硬膜外腔，X线透视确定Tuohy针尖位置（图9.14）。

（2）将导丝推进至腹侧硬膜外腔内，但强行推进导丝可能会损伤纤维环、硬脑膜或神经根。

（3）取出14号Tuohy针，X线透视确定导丝的位置。

9.4.5.1.3　置入扩张器和硬膜外造影术

（1）15号手术刀沿导丝切开约4 mm的皮肤切口。

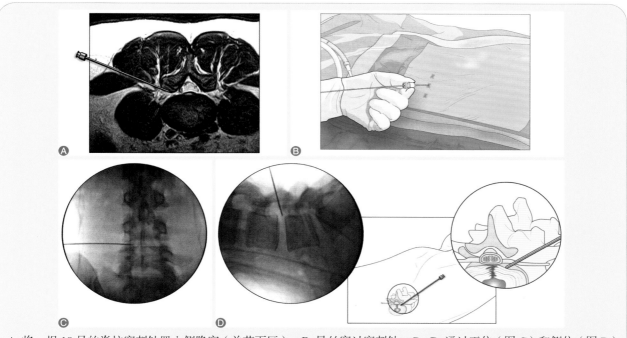

A. 将一根 18 号的脊柱穿刺针置入侧隐窝（关节下区）；B. 导丝穿过穿刺针；C、D. 通过正位（图 C）和侧位（图 D）透视确定针尖位置

图 9.13　置入脊柱穿刺针和导丝

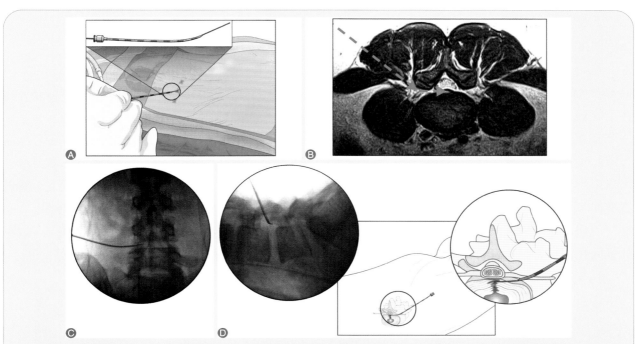

A. 将 14 号 Tuohy 针沿导丝进入硬膜外腔；B. 将导丝推进腹侧硬膜外腔；C、D. 通过正位（图 C）和侧位（图 D）透视确认针尖和导丝的位置

图 9.14　置入 Tuohy 针和导丝

（2）将一个塑料扩张器轻柔地穿过导丝。正侧位透视确定扩张器位于腹侧硬膜外腔，注射造影剂后观察充盈缺损和脊髓造影情况（图9.15）。

9.4.5.2　内镜下可视化

9.4.5.2.1　置入套管和硬膜外内镜系统

（1）通过导丝置入12 Fr扩张器和12 Fr套管，

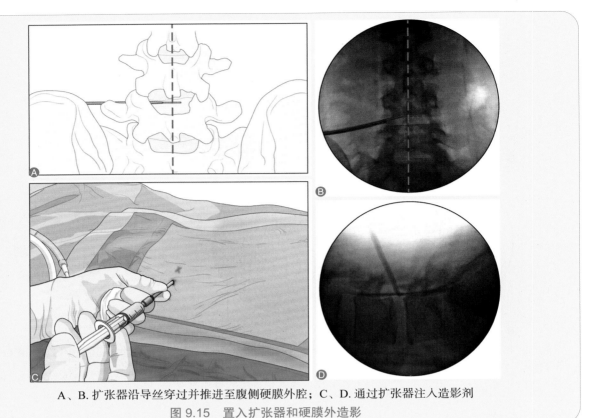

A、B. 扩张器沿导丝穿过并推进至腹侧硬膜外腔；C、D. 通过扩张器注入造影剂

图 9.15　置入扩张器和硬膜外造影

然后取出扩张器。

（2）通过套管置入NeedleView CH内镜，并向椎间孔区的纤维环表面推进。

（3）内镜操作前先行冲洗，将灌洗液（0.9%生理盐水）悬于患者上方适当高度的输液架上（图9.7），通常建议高度为30～50 cm。如果术中出血阻碍术者观察术野，可通过升高灌洗液的高度增加冲洗压力。

（4）使用髓核钳或激光处理套管置入时遇到的椎间孔韧带，旋转套管的斜面端遮挡硬膜外脂肪组织。

9.4.5.2.2　探查纤维环和椎间盘造影

（1）内镜直视下探查纤维环。在"触诊"纤维环时，患者可能诉一致性腰痛（图9.16）。

（2）使用染料（靛蓝胭脂红，Korea United Pharm，Seoul，ROK）和非碘造影剂（碘海醇，GE Healthcare Korea，Seoul，ROK）的混合物进行造影，但可诱发一致性疼痛或造影剂渗漏。

（3）神经根性疼痛或神经电生理监测结果表明神经根可能仍有压迫，提示术者应重新调整位置。

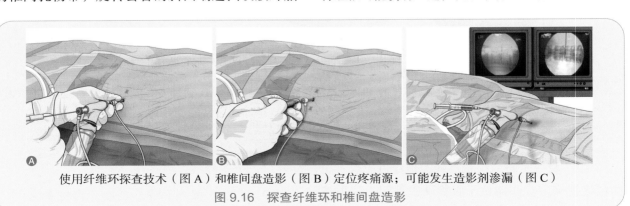

使用纤维环探查技术（图A）和椎间盘造影（图B）定位疼痛源；可能发生造影剂渗漏（图C）

图 9.16　探查纤维环和椎间盘造影

9.4.5.2.3　纤维环成形术、髓核成形术和髓核碎片摘除术（椎间盘切除术）

（1）NeedleView内镜弯曲至适当角度后，经椎间孔进入硬膜外腔，内镜下可显示硬膜外腹侧的解剖变化情况。

（2）内镜下可见包括纤维环撕裂，红肿、充血或靛蓝胭脂红染色的纤维环，造影剂渗漏，髓核突出或探查撕裂的纤维环时诱发一致性的疼痛（图9.17）。

（3）通过NeedleView CH内镜的工作通道将Accuplasti激光置入硬膜外腔，并选择激光参数。

（4）凝血、热能去神经化和皱缩撕裂的纤维环时，激光的适宜参数为150～300 mJ，10～20 Hz，小于6 W。而消融时建议激光功率为6～12 W，应谨慎使用更高的功率，且须在清晰可视化和持续冲洗的情况下方可使用（表9.1）。

（5）必要时可使用锋利的金属丝、激光或内镜下髓核钳刺穿纤维环。

（6）术者不应尝试消融整个髓核碎片，内镜下髓核钳也可用于清除游离碎片。

（7）低功率激光可用于减压后的纤维环和撕裂处进行皱缩成形。

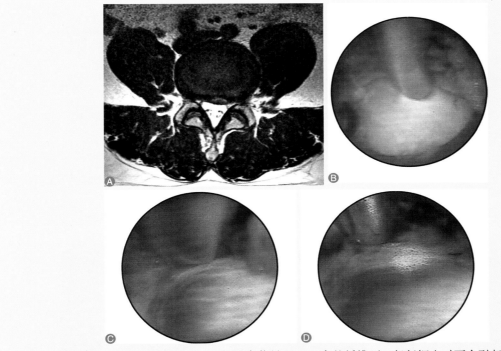

A. 术前轴位 MRI T_2 加权显示纤维环中央后部的高信号区；B. 完整纤维环一般行探查时不会引起疼痛；C. 探针刺激发炎充血的纤维环可诱发一致性腰痛；D. 侧向发射的 1414 nm 钕：钇－铝－石榴石激光纤维环成形术

图 9.17　应用纤维环探查技术和激光纤维环成形术定位疼痛源

表 9.1　1414 nm 钕：钇－铝－石榴石激光的功率设置

模　式	组　织	脉冲能量（mJ）	频率（Hz）
刺　激	纤维环	100～150	10
收缩和去神经	血管	150～250	15～20
	髓核	150～250	15～20
	纤维环	200～300	15～20
汽化作用	硬膜外脂肪	300～400	20
	髓核	300～400	20
	纤维环	400～500	20
	经椎间孔韧带	400～500	20
	骨（骨刺，上关节突）	500～600	20

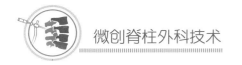

9.4.6　椎间盘成形术的多样性

术者应根据纤维环撕裂和椎间盘突出的程度选择合适的TELA形式（图9.18）。

（1）TELA是一种椎间盘外手术，仅在不需要行椎间盘内摘除时应用。纤维环不需要刺穿，激光也仅应用于其纤维环撕裂处的外表面。如发现有椎间盘坏死，但造影显示无渗漏时，则无须行纤维环穿刺（图9.19）。撕裂纤维环外周的敏感窦椎神经可使用激光在硬膜外内镜可视化下直接去神经化处理。TELA术后MRI可见纤维环撕裂口封闭或HIZ的皱缩。

（2）经椎间孔硬膜外激光纤维环–髓核成形术（TELAN）是一种在TELA基础上，增加纤维环穿刺，并从纤维环撕裂处取出突出或游离的髓核组织，这是一种椎间盘内和椎间盘外的联合手术。

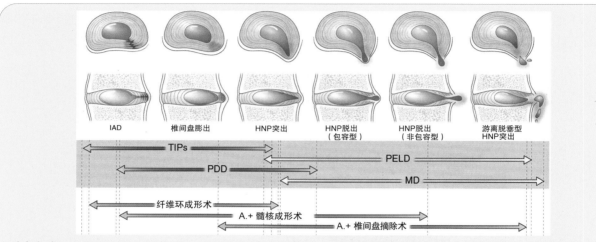

手术方式：TELA、TELAN 或 TELDA。IAD：纤维环撕裂；HNP：髓核突出；TIPs：椎间盘热成形术；PDD：经皮椎间盘减压术；PELD：经皮内镜腰椎间盘切除术；MD：显微椎间盘切除术；A：纤维环成形术

图 9.18　纤维环撕裂和髓核突出的程度决定手术方式

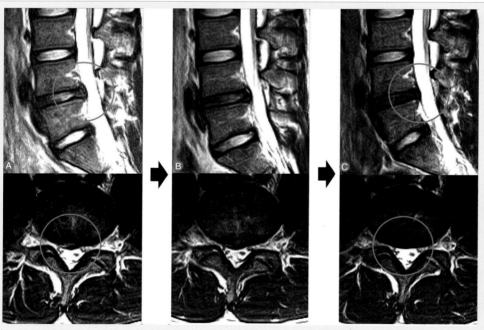

1 例 22 岁男性。A. 术前 MRI 显示 L$_{4\sim5}$ 纤维环后方有 HIZ；B.TELA 后即刻 MRI 显示 HIZ 缩小；C. 术后 2 年复查 MRI 显示无 HIZ

图 9.19　TELA 后环撕裂的收缩

（3）经椎间孔硬膜外激光椎间盘切除术（髓核碎片摘除术）和纤维环成形术（TELDA）用于去除包容型和非包容型的髓核碎片。如合并有游离的髓核突出，髓核碎片摘除术后行纤维环成形术或纤维环–髓核成形术。

（4）经椎间孔硬膜外激光纤维环成形术（TELF）可用于合并椎间孔狭窄伴有原发性病变时，如髓核突出或纤维环撕裂。

9.4.7　并发症：预防和处理

9.4.7.1　置入穿刺针损伤出口神经根或腹腔内容物

（1）皮肤进针点应小于中线旁开13 cm。

（2）穿刺角度应大于20°。

（3）针尖应先触及上关节突，然后是椎间孔区纤维环。

9.4.7.2　椎间孔韧带阻碍置入工作套管

在置入工作套管前，可切除或消融阻碍的椎间孔韧带。

9.4.7.3　椎间孔神经根管狭窄

上关节突和椎间孔韧带可使用激光或髓核钳部分切除。

9.4.7.4　纤维环损伤

（1）轻柔操作仪器设备。

（2）纤维环成形时降低激光功率。

（3）激光消融时应持续盐水冲洗。

（4）纤维环穿刺时使用直射激光（1 mm）、锋利的金属丝或髓核钳（5 Fr），尽可能减小纤维环的穿刺口。

9.4.7.5　感染

使用一次性仪器、无菌技术和预防性使用抗生素。

9.4.7.6　仪器损坏

（1）小心操作仪器。

（2）清晰可视化视野内操作。

9.4.7.7　出血

（1）应用激光凝血和止血纱，留出充足时间止血。

（2）提高冲洗液的高度，暂时性增加冲洗压力。

9.4.7.8　器械或激光热量引起硬膜或神经损伤

（1）手术应使用局部麻醉或硬膜外麻醉，并保持患者意识清醒。

（2）选择适当的穿刺路径角度，并能充分弯曲内镜前端。

（3）激光消融应在清晰可视化、低功率下进行。

9.4.7.9　髓核突出清除不完全和复发

（1）清除所有松散的椎间盘内髓核碎片。

（2）尽量减小合并的纤维环撕裂口，避免医源性纤维环损伤。

9.4.7.10　头痛、颈痛和颅内压（ICP）增高

（1）整个术程保持患者头部抬高，可避免发生头痛。

（2）如患者诉出现头痛，应抬起患者的头部。

（3）最小化冲洗压力（生理盐水，间断性升高30～50 cm）。

9.5　结论

Ji等报道，TELA在治疗单节段椎间盘疾病时优于选择性经椎间孔硬膜外阻滞术，且疼痛减轻和生活质量改善时间超过1年[22]。Kim等的研究显示TELA可即时缓解止痛，成功率达96.1%[23]。Park和Lee通过比较内镜下硬膜外激光减压术和TELA的临床疗效和并发症，发现两组患者的结果相似[24]。在另一项研究中，Park等比较椎间盘内射频纤维环成形术（IDRA）和经椎间孔激光纤维环成形术患者的疼痛评分和ODI指数，结果提示TELA治疗椎间盘源性腰痛效果优于IDRA[25]。

对于有症状的腰椎纤维环撕裂和髓核突出，TELA和PELAN都是有效的治疗方案。TELA允许在可视化引导下进行纤维环探查和椎间盘造影，这几种手术都有助于定位疼痛源。激光消融前刺激纤维环会诱发一致性疼痛，术后疼痛即时得到缓解，都有力地支持了纤维环源性、椎间盘源性腰痛的诊断。

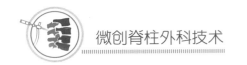
经硬膜外内镜下激光椎间盘成形术可行去神经化及椎间盘阻滞，理论上可缓解疼痛并促进椎间盘愈合。内镜技术和激光技术也将继续在各种脊柱病变的治疗中不断发展。

参考文献

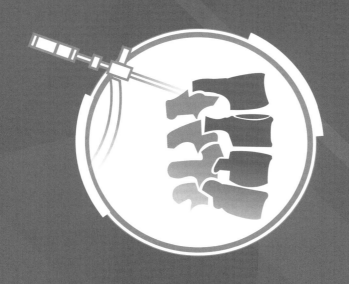

第十章
经骶管硬膜外内镜下椎间盘成形术

10.1 前言

硬膜外腔包含半液体样脂肪、淋巴管、动脉、疏松网状结缔组织、脊神经根和广泛的静脉丛。该腔隙位于硬脊膜与椎间盘之间、椎体和椎管内韧带之间。硬膜外腔病损刺激神经根会引起疼痛，如椎间盘撕裂和硬膜外粘连等[1-4]。硬膜外腔有两种手术入路：前路和后路。解剖学上，脊神经发自硬膜囊腹侧，与椎间盘位于同一空间内。因此，腹侧硬膜外腔是治疗脊柱源性疼痛的重要部位[5]。

1931年，Burman在尸体上使用刚性关节镜系统进行了第一例脊柱硬膜外镜检查[6]。1937年，Pool在麻醉患者中进行了第一例脊柱脊髓内镜入路，并于1942年用医学绘图说明了400名患者的内镜评估结果[7]。Leu介绍了经骶管硬膜外导管内镜的手术入路[8]。

随着光纤光源技术的发展，内镜设备也有了很大的改进。1960—1970年，Ooi开发了硬膜内和硬膜外内镜检查方法，且在系统中增加了一个光纤光源用于术中摄影[9]。Saberski和Kitahata于1991年开发了柔性光纤内镜和光源系统[10-11]。1996年，美国食品药品监督管理局批准使用硬膜外内镜检查硬膜外腔。

硬膜外内镜技术在临床应用多年，大量循证医学证据证实其治疗脊柱源性疼痛的有效性，但因内镜技术无法从硬膜外腔直接取出髓核，直到近期仍有部分临床医师对这项技术的可行性存有疑问。然而，一项通过激光消融破裂髓核和粘连组织的神经减压术的临床试验取得了良好效果，而硬膜外内镜下激光消融逐渐成为一种广泛应用且有效治疗脊柱源性疼痛的技术[12-13]。

10.2 适应证

（1）保守治疗6个月以上，但疗效不佳。

（2）纤维环撕裂相关的腰痛，即椎间盘源性腰痛。

（3）巨大型腰椎间盘突出，或合并有近端或远端游离的髓核组织。

（4）继发性神经根刺激（硬膜外粘连）。

（5）椎间盘囊肿。

（6）FBSS。

（7）因年龄或一般情况欠佳而无法耐受开放手术。

10.3 禁忌证

（1）中度或重度椎管狭窄。

（2）钙化型椎间盘病变。

（3）骶骨形态特殊（如腰骶角较大或骶管狭窄），硬膜外腔入路困难。

（4）骶骨裂孔闭合。

（5）全身感染或局部感染。

（6）腰椎不稳和（或）腰椎滑脱。

（7）马尾综合征。

（8）全身性内科疾病，包括出血倾向和凝血功能障碍。

10.4 硬膜外内镜技术要点

10.4.1 仪器

10.4.1.1 硬膜外双通道导管

这种双向导管有两个工作通道（管腔），长30 cm，外径3 mm。导管质地偏硬，便于操作时保持同一个位置，两个工作通道在操作过程中不易出现变形。

两个工作通道的直径均为1.3 mm。上方通道为高分辨率光纤摄像头，下方通道可通过激光光纤和内镜髓核钳，行剥离组织作机械减压操作。该导管还有一个用于水灌洗、引流和药物注射的双输液口（图10.1）。

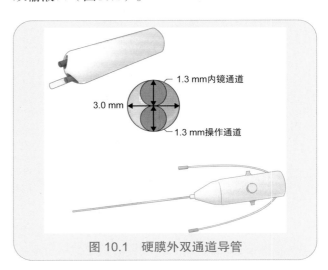

图 10.1　硬膜外双通道导管

10.4.1.2 软性光纤硬膜外内镜

软性光纤内镜的外径为1.3 mm，长125 cm，通过导管的顶部通道进入，具有约40倍放大倍数、17 000像素和0° 视角，并可与通用相机系统兼容（图10.2）。

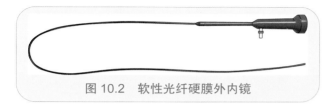

图 10.2 软性光纤硬膜外内镜

10.4.1.3 激光系统

VersaPulse P20激光系统（Lumenis Medical Solutions，Yokneam，Israel）使用Ho：YAG激光进行治疗。Ho：YAG激光在2.1 μm波长时，水亲和力较高，在椎间盘组织中的穿透深度较浅，通常小于0.4 mm。其他优点包括产生热量最小，组织渗透性低，消融汽化能力良好，对周围组织（如硬膜或神经根）损伤最小（图10.3）。

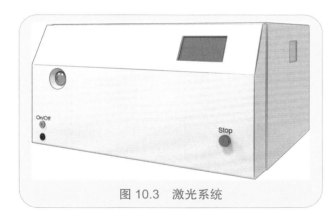

图 10.3 激光系统

10.4.2 手术入路及技术要点

10.4.2.1 准备工作

10.4.2.1.1 术前准备

（1）分析患者症状和MRI检查结果，确定经骶管椎间盘成形术的适应证。

（2）重视神经学检查（如直腿抬高试验）确定症状、体征特点。

（3）术前须观察硬膜囊形态（MRI显示）和测量腰骶角。

（4）应准确记录用药史，包括抗凝治疗。

10.4.2.1.2 患者准备

无菌手术室，患者取俯卧位于可透视手术台，行经骶管椎间盘成形术。

10.4.2.2 患者取俯卧位于Wilson支架上

（1）监测生命体征，如血压、心率和脉搏血氧饱和度，以备紧急情况。

（2）使用脚垫、头圈凝胶和手臂支架缓解压力点，Wilson支架可最大限度地减少腰椎前凸和屈曲腰椎，减少腰骶前凸可使手术入路更容易（图10.4）。

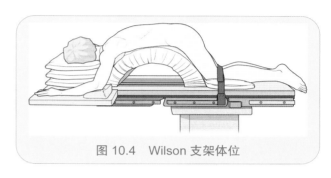

图 10.4 Wilson 支架体位

10.4.2.3 骶裂孔皮肤切口

（1）常规消毒皮肤和覆盖无菌薄膜，并在骶骨裂孔处注射1%利多卡因。

（2）在骶骨裂孔处做一个0.5 cm纵向皮肤切口（图10.5）。

（3）使用穿刺套管针突破骶骨裂孔处骶尾韧带。

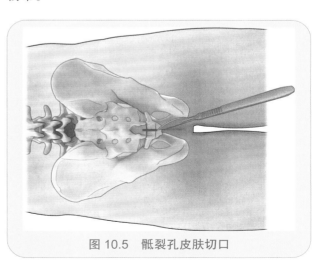

图 10.5 骶裂孔皮肤切口

10.4.2.4 置入穿刺套管针

经穿刺套管针置入导管（图10.6）。

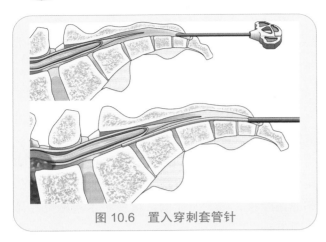

图 10.6　置入穿刺套管针

10.4.2.5　置入导管

导管置入（图10.7A、图10.7B）。

10.4.2.6　腹侧硬膜外入路透视（C形臂侧位视图）

（1）经穿刺套管针引导，将双向可导向导管置入硬膜外腔。在置入导管前，通过穿刺套管针注射5 mL 0.2%罗哌卡因，可减少术中疼痛。

（2）C形臂验证导管在硬膜外腔腹侧的位置（图10.7C～图10.7E）。

（3）软性硬膜外内镜可通过硬膜外导管引导至病变靶点部位。

（4）通过硬膜外内镜可观察到腰椎间盘突出，包括炎性组织、硬膜外静脉充盈、纤维结缔组织、硬膜外脂肪和神经根。

10.4.2.7　激光消融联合靶向给药的机械粘连松解术

（1）确定靶点后，经导管的下方通道置入激光光纤。

（2）采用VersaPulse P20激光系统进行激光消融；测试功率为2.5 W（0.5 J，5 Hz），减压功率为8 W（0.8 J，10 Hz）。

（3）激光可去除神经周围纤维化，改善局部循环并减轻疼痛，也可穿透皱缩后纵韧带，对突出的腰椎间盘进行减压。

（4）激光消融可清除突出的椎间盘碎片，但内镜下髓核钳更有利于取出碎片组织。

（5）激光消融前应利用内镜及透视图像来确定导管尖端位置，防止损伤硬膜或神经根。

（6）持续冲洗非常重要，可避免激光消融过程中产生的热损伤。

（7）激光消融后，可在硬膜外腔注射皮质类固醇和局部麻醉药，也可注射透明质酸和高渗生理盐水混合物进行化学粘连松解。

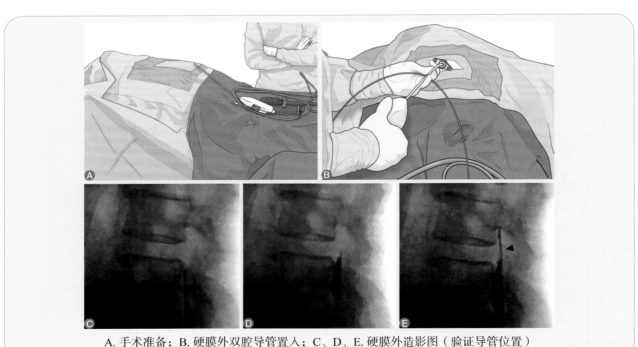

A. 手术准备；B. 硬膜外双腔导管置入；C、D、E. 硬膜外造影图（验证导管位置）

图 10.7　硬膜外双腔导管置入及术中硬膜外造影

10.4.2.8　硬膜外等渗液（生理盐水）冲洗

10.4.2.9　生理盐水持续输注（通过输液口进入并从流出口排出）

（1）手术过程中，等渗液通过输液口注入，扩张硬膜外腔使内镜可视化，并可冷却消融部位。

（2）硬膜外冲洗液的数量和速度限制尚不明确。

（3）注入液体量决定硬膜外压力。若注入液体量过多，可导致颅内压增高，引起头痛和颈痛，因此应小心监测患者。

（4）硬膜外冲洗液可通过椎间孔持续排出，且硬膜外腔内压力有助于引流口液体流出。术者可通过仔细观察患者症状变化情况，术中注射大量的液体冲洗不会引起神经不良反应（图10.8）。

（5）确保患者的安全建议，包括输液速度为0.1~0.2 mL/s和总盐水冲洗量应低于200~300 mL。

10.4.2.10　术后护理

（1）建议手术时间不超过1小时，内镜下手术可能会引起颅内压增高。

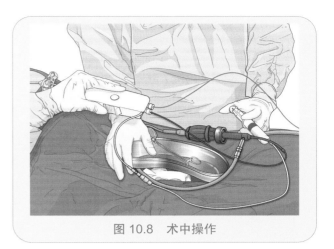

图 10.8　术中操作

（2）小心取出引导内镜的导管和穿刺套管针，使用Prolene缝线（Ethicon Inc，Somerville，NJ，US）缝合皮肤。

（3）术后须卧床休息4小时，术后观察24小时后出院，术后5天使用抗生素和镇痛药。

10.5　硬膜外腔内镜影像

10.5.1　硬膜外内镜下的硬膜外腔图像（图10.9）

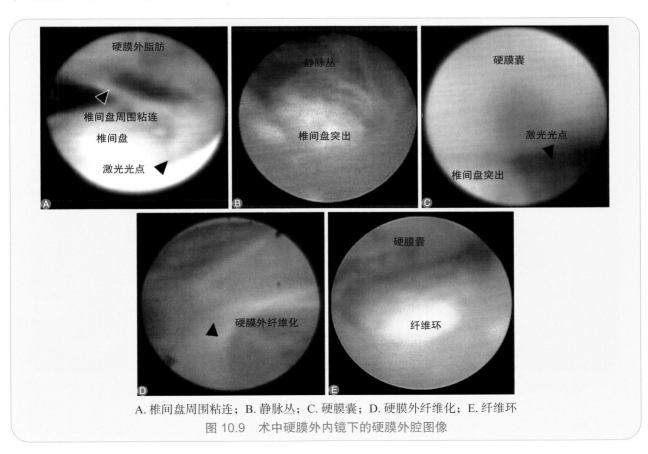

A. 椎间盘周围粘连；B. 静脉丛；C. 硬膜囊；D. 硬膜外纤维化；E. 纤维环

图 10.9　术中硬膜外内镜下的硬膜外腔图像

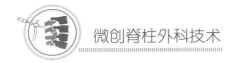

微创脊柱外科技术

10.5.2 巨大髓核突出的激光内减压术（C，图10.10）

10.5.3 硬膜外内镜下激光消融治疗（图10.11）

10.5.4 补充影像资料

（1）MRI显示硬膜外内镜下激光消融术前和术后髓核突出情况（图10.12，左和右）。

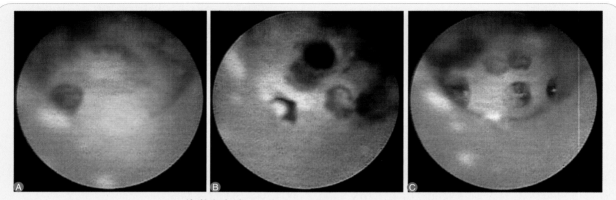

A.将激光尖端置于突出的髓核上；B、C.激光内减压

图 10.10 巨大突出髓核的激光内减压术

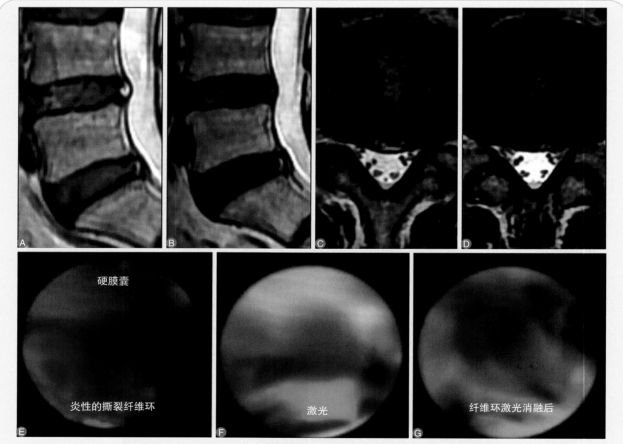

术前（图A和图C）和术后（图B和图D），硬膜外炎性的撕裂纤维环（图E），激光（图F），激光消融撕裂的纤维环术后（图G）

图 10.11 硬膜外内镜下激光消融术治疗症状性纤维环撕裂

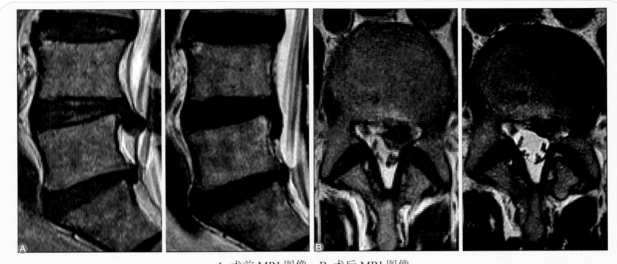

A. 术前 MRI 图像；B. 术后 MRI 图像

图 10.12 MRI 图像显示硬膜外内镜下激光消融术前和术后的髓核突出

（2）硬膜外内镜下激光消融术中的镜下图像（图10.13），MRI显示硬膜外内镜下激光消融术前和术后髓核减压情况（图10.14）。

（3）硬膜外内镜下髓核钳（图10.15）。

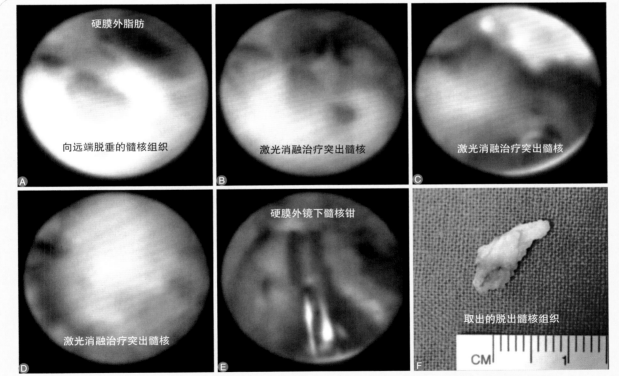

A. 向远端脱垂的髓核组织；B、C、D. 激光治疗突出髓核；E. 硬膜外镜下髓核钳摘除脱出的髓核；F. 取出的脱出髓核组织

图 10.13 硬膜外内镜下的手术视野

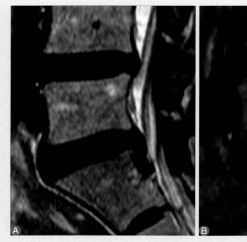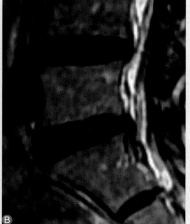

A. 术前 MRI 图像；B. 术后 MRI 图像

图 10.14　硬膜外内镜术前和术后的 MRI 图像

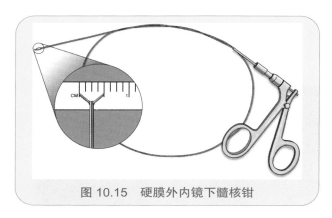

图 10.15　硬膜外内镜下髓核钳

10.6　并发症

经骶管硬膜外内镜下椎间盘成形术是一种相对安全的微创手术。与其他硬膜外微创手术一样，存在一定的并发症。随着硬膜外内镜手术越来越多的开展，相关的并发症也有所增加。因此术者应注意以下并发症[13-16]。

（1）头痛和颈痛：与颅内压增高有关。

（2）硬膜撕裂。

（3）硬膜外出血及血肿形成。

（4）感染，包括感染性和无菌性椎间盘炎。

（5）硬膜外脓肿。

（6）脑膜炎。

（7）短暂性或永久性的感觉异常和其他神经不良反应。

（8）颅腔积气。

（9）手术过程非完整性或失败。

（10）复发性椎间盘突出。

（11）硬膜外生理盐水冲洗速度过快引起的视力障碍。

10.7　结论

硬膜外内镜技术已经广泛在临床上应用，且已被开发并应用于脊柱源性疼痛的治疗。经骶管硬膜外内镜手术是一种非常有效的治疗腰痛和神经根性下肢痛的治疗方法。该手术并发症的发生率低，即时治疗效果快，康复时间短，且可以迅速恢复正常的日常活动。

随着未来内镜设备的发展，硬膜外内镜将更精小，导向导管将更灵活，图像质量也将进一步提高。因此，经骶管硬膜外内镜手术作为一种治疗脊柱源性疼痛有效的微创手术，将继续发挥其重要的临床应用价值。

参考文献

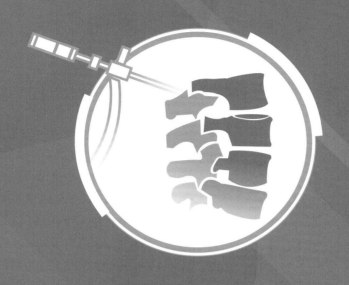

第十一章

经皮椎间孔手动成形术

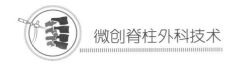

目前，关于腰椎椎间孔韧带（TFLs）的解剖形态已有研究描述，但因通常不影响手术过程，具体的临床意义尚不清楚[1-2]（图11.1、图11.2）。

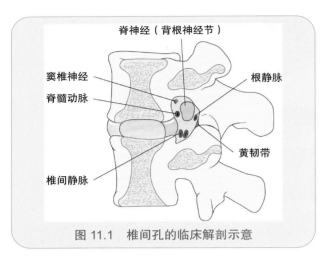

图 11.1 椎间孔的临床解剖示意

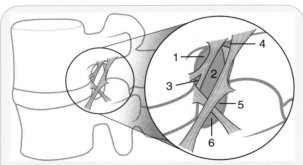

1：脊髓动脉；2：脊神经的腹侧支；3：脊神经的硬膜返支；4：脊神经背侧支的内侧支；5：脊神经背侧支的外侧支；6：伴行静脉

图 11.2 椎间孔外侧面示意

椎间隙高度变窄可继发椎管狭窄并引起椎间孔减小，导致TFLs相对体积增大。Min等学者的一项解剖学研究显示[3]，TFLs经常对出口神经根形成卡压，而这也可能是开放减压术后仍有持续性神经根疼痛的原因。随着经后外侧入路治疗极外侧腰椎间盘突出症的临床应用越来越多，TFLs在解剖学上的重要性也逐渐得到重视。

TFLs根据其解剖位置可分为4类，即入孔区韧带、中央区韧带、出孔区韧带和椎管后韧带。入孔区包括后纵韧带、Hofmann韧带和硬膜外膜；中央区包括神经根袖、椎弓根和黄韧带之间的连接筋膜；出孔区（环绕椎间孔）包括椎间孔内韧带、经椎间孔韧带和椎间孔外韧带（图11.3）；椎

管后区包含腰椎筛状筋膜[4]。

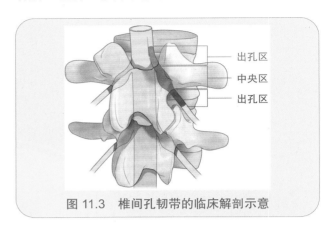

图 11.3 椎间孔韧带的临床解剖示意

另外，Amonoo-Kuofi等学者将TFLs分为3种类型，即内侧韧带、椎间孔内韧带和外侧韧带。内侧韧带包括斜下型TFL；椎间孔内韧带包括深部前方椎间孔内韧带、斜上型TFL和水平中间型TFL；外侧韧带组包括上、中、下体横韧带。然而，$L_5 \sim S_1$节段的TFLs有不同的分类[3]（图11.4、图11.5），包含4种韧带结构：腰骶韧带、腰骶帽、体横韧带和乳横副韧带。

$L_{1\sim4}$椎间孔狭窄可因上、下体横韧带压迫背根神经节，L_5背根神经节也可因体横韧带造成卡压。此外，TFLs骨化或与神经根粘连均会增加背根神经节卡压的可能性。反复炎症反应又会导致神经粘连性纤维化，而这两者都可能引起腰部、臀部和下肢疼痛。

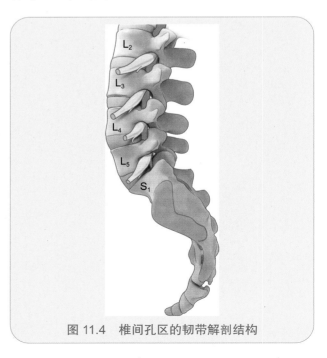

图 11.4 椎间孔区的韧带解剖结构

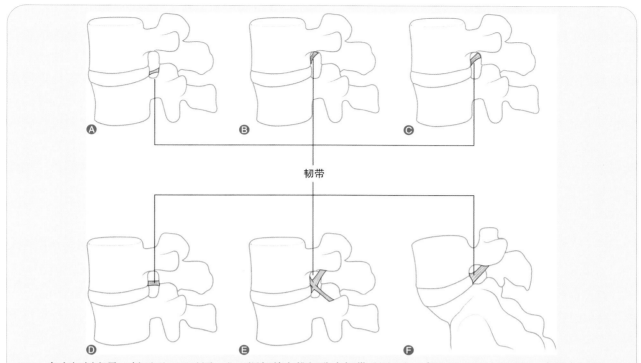

TFLs存在解剖变异：斜下型 TFL（图 A），深部前方椎间孔内韧带（图 B），斜上型 TFL（图 C），水平中间型 TFL（图 D），上、下体横韧带（图 E），体横韧带（图 F）

图 11.5　TFLs 走行的临床解剖示意

11.2　背景

使用高渗生理盐水、透明质酸酶及经皮导管下神经粘连松解术都不能解除包绕背根神经节的 TFLs 卡压，所以通常需要手术进行减压。

在此背景下，Kyung-Woo Park（Seoul，South Korea）发明了一套经皮椎间孔成形术的器械，用于切除TFL和松解粘连神经减压[5]。经皮椎间孔成形术可扩大因反复炎症反应引起的纤维粘连而变窄或堵塞的椎间孔。手术过程包括切除包绕在椎间孔内缠绕的微小韧带，将止痛药物送至产生疼痛的神经分支的周围，并通过椎间孔清除椎管内的炎性物质。

11.3　经皮椎间孔成形术合并TFLs切除术的临床疗效

11.3.1　引言

腰椎椎间孔狭窄（LFSS）是指由椎间盘高度降低、小关节骨关节炎性改变、下位椎体上关节突尖端头侧半脱位、黄韧带褶皱或纤维环在腰椎管内

突出等引起的神经根出口狭窄[6-8]。关于LFSS中神经根机械压迫的研究较少，但有假说提出LFSS会导致微血管结构损伤和神经根持续受压，进而导致缺血、水肿、脱髓鞘和C型–纤维过度激活[9-10]。

各种微创疗法被认为可用于治疗难治性LFSS（口服药物和物理治疗效果不佳）引起的神经根性疼痛，但缓解疼痛的有效性仍存在争议。TFESI是目前应用最广泛的治疗方法，但与腰椎间盘突出症相比，其治疗腰椎管狭窄症的有效性较低，且不能改善平均功能障碍相关评分[11-12]。经皮硬膜外粘连松解术是治疗腰椎管狭窄症的另一种选择[13-15]，但既往研究表明，LFSS、腰椎滑脱和腰椎术后的患者治疗效果欠佳[14]。有研究表明，脊髓刺激在腰椎管狭窄症患者中可取得良好疗效，但关于LFSS患者预后转归的资料较少，并且高昂的治疗费用也是一个问题[16-17]。既往对于保守治疗无效的患者，可考虑行手术减压，如椎板切除术、椎板开窗术、下关节突切除术或经皮内镜下椎间孔成形术。然而，最近的一项回顾性分析结果显示，腰椎手术在短期或长期疗效评估并未优于保守治疗[18-22]。

LFSS的病理生理假说之一是增生的腰椎TFLs会引起腰痛和神经根病变[3, 23-25]。腰椎TFLs包括上、下TFLs和上、下体横（或体椎弓根）韧带[9, 23]。这些解剖结构可将腰骶神经根固定到椎间孔，保护神经和血管不受损伤。但异常粘连和增生的TFLs可压迫神经根导致疼痛[25]。

目前，有一种专门设计的经皮椎间孔成形术的微创手术，旨在通过切除TFLs，促进药物在靶神经周围的扩散，实现对影响LFSS解剖结构的有效减压。本章旨在评估经皮椎间孔成形术治疗LFSS所致的难治性神经根病变的有效性。

11.3.2 方法

这项前瞻性、单中心的观察性研究是由参与医院（首尔国立大学医院，IRB No.1311-067-534）的机构审查委员会批准，根据《世界医学协会赫尔辛基宣言》的伦理原则进行。该研究在启动相关研究程序之前已在临床试验中心注册（NCT02597244）。患者登记时间从2014年9月至2016年1月。所有患者在参与研究前均已签署了知情同意书。

11.3.3 试验对象

纳入标准：①年龄为45～85岁，L_4或L_5慢性神经根性疼痛的患者；②术前MRI结果显示一致性的LFSS影像学证据（1～3级，分别为轻度、中度和重度）[26]；③曾使用TFESI缓解疼痛失败或短期缓解时间少于1个月的患者；④保守治疗（包括物理治疗、运动治疗或口服药物）至少6个月，NRS>4分的患者（0分：无疼痛；10分：最严重疼痛）；⑤单侧神经根病的患者。

排除标准：①主诉为腰痛而非下肢放射痛；②神经根性疼痛与MRI表现缺乏相关性；③既往有脊柱手术史或经皮椎间孔成形术史；④髂嵴高于L_5横突，阻碍侧方入路行经皮椎间孔成形术抵达L_5椎间孔；⑤进行性神经功能障碍加重、运动无力或马尾综合征；⑥对类固醇激素或造影剂过敏；⑦脊髓压迫、出血障碍、感染、不稳定、恶性肿瘤或其他创伤性损伤、合并控制不佳的精神疾病或潜在的全身系统性疾病；⑧怀孕。

研究期间，允许继续口服或外用镇痛药，如阿片类药物、曲马多或非甾体类抗炎药。此外，

这些镇痛药作为急救或常规（24小时）剂量可根据疼痛强度适当调整。治疗神经根性疼痛的辅助药物，如抗惊厥药和抗抑郁药也可继续使用。但经皮椎间孔成形术后的第一个月内，不允许使用任何额外的药物或治疗，包括物理治疗、疼痛点注射和硬膜外注射。首次就诊后，患者可行物理治疗或除ESIs的介入治疗，如TFESI，也可口服其他药物，包括非甾体类抗炎药、抗抑郁药、抗惊厥药和阿片类药物。

11.3.4 临床评价

这项开放观察性研究的随访时间点包括经皮椎间孔成形术前的首次就诊（Visit 0）和术后1个月、2个月和3个月（分别为Visit 1、Visit 2和Visit 3）。每次就诊时的NRS评分为前一周下肢神经根性痛的NRS评分的平均值[27]。经皮椎间孔成形术后，鼓励入组患者在随访期间记录每日病情。每次随访时应用韩国版的9项Oswestry功能障碍指数（ODI，范围，0～100，0表示无功能障碍）和Roland-Morris功能障碍问卷表（RMDQ，范围，0～24，0表示无功能障碍）对身体功能进行评估[28-29]。所有的评估均由一名独立于本研究外的研究护士完成。

本研究的主要观察终点是完成3次随访的部分患者。该指标是根据前期研究确定并做了部分修改，如与初始NRS评分相比降低了40%或更多，Visit 3时与初始ODI评分和RMDQ评分相比没有增加[30-33]。此外，在随访期间增加镇痛药剂量、新开镇痛药及增加ESI治疗都认为是治疗失败。

术后3个月随访（Visit 3）与术前（Visit 0）对比，比较有效组和无效组患者的神经根性疼痛的NRS评分（11分制）、ODI评分和RMDQ评分的变化情况。此外，比较有效组和无效组患者的不同时间的NRS评分、ODI评分和RMDQ评分的变化情况。患者每次就诊时开具口服镇痛药，并鼓励他们在整个研究期间记录每日药物使用情况。在3个月随访后，将每个患者的口服药物（包括非甾体类抗炎药、阿片类药物、抗抑郁药和抗惊厥药）的用量与初始用量进行比较。最后，用Likert 5分满意度量表评估患者对椎间孔成形术的满意度（1.非常不满意；2.不满意；3.不确定；4.满意；

5.非常满意）。

研究期间，任何关于椎间孔成形术的不良事件均须询问，并在每次随访时记录和评估。

11.3.5　统计分析

首次和第二次就诊的患者按照标准流程对其进行疗效分析，并对有治疗意向的人群进行安全性分析。

有效组和无效组患者之间的差异分别使用MannWhitney和Fisher的非参数和参数检验进行分析。采用Wilcoxon秩和检验评估术后3个月和初始NRS评分、ODI评分和RMDQ评分之间统计学差异。随后，可对纵向数据进行一般的线性混合模型分析。

数据采用IBM SPSS 22.0统计软件（IBM Corp，Armonk，NY，US）进行分析。结果以平均值［四分位距（IQR）或标准差］或频率（%）表示。P <0.05显示有统计学意义。

11.3.6　结果

2014年9月至2015年9月总共招募了35名诊断为LFSS的患者。其中26名患者行经皮椎间孔成形术，但6名患者在3个月随访中，中途退出。因此，总共有20名患者符合研究方案，并收集了术后1个月、2个月和3个月的随访数据[34]（图11.6）。

患者的一般情况及人口统计资料，包括有效组和无效组之间的比较详见表11.1。该队列研究中，大多数患者（$n = 14$，70%）行经皮椎间孔成形术的节段为$L_{4\sim5}$椎间孔[34]。患者术前的下肢NRS评分平均为6.60（IQR，5.0～8.0），提示中度至重度疼痛。ODI（%）和RMDQ评分的均数分别为65.55（IQR，53.3～72.8）和12.60（IQR，6.0～15.0），表明疼痛影响了患者生活的各个方面[33,35]。有效组和无效组的人口统计学和临床变量上均无明显统计学差异。只有接受阿片类药物治疗的患者数量存在差异。无效组中3名患者使用弱阿片类药物、曲马多和对乙酰氨基酚的混合药物，与有效组（$n = 0$，$P = 0.049$）相比有显著性差异。整个研究无患者服用过强阿片类药物。

末次随访时，12名患者（60%）经皮椎间孔成形术疗效良好，疼痛缓解至少40%，且ODI评分和RMDQ评分与术前对比无增加。3个月随访时有效组和无效组的下肢疼痛NRS评分、ODI（%）和RMDQ评分的总体变化及比较情况，如表11.2所示。总体而言，末次随访时平均疼痛缓解率为36.3%，有效组和无效组患者各项评分均明显低于初始值，且两组之间存在显著统计学差异。

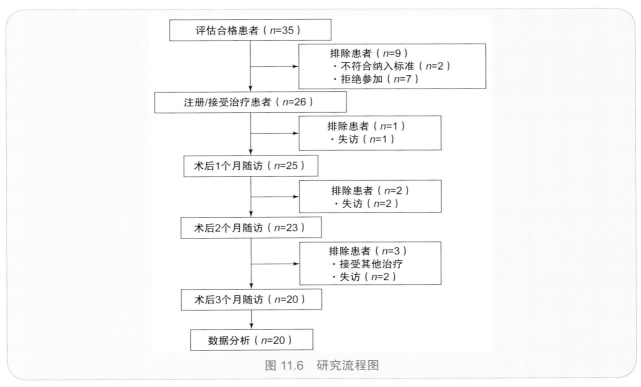

图 11.6　研究流程图

表 11.1　基线患者特征和人口统计学

参　数	总　计（$n=20$）	有效组（$n=12$）	无效组（$n=8$）	P
年龄（Y）	67.6（60.3 ~ 73.8）	69.8（65.3 ~ 74.0）	64.3（58.5 ~ 66.8）	0.115
性别（男/女）	7（35.0）/13（65.0）	5/7	2/6	0.642
高度（cm）	160.7（153.4 ~ 167.6）	161.5（153.9 ~ 169.0）	159.5（149.1 ~ 167.1）	0.624
重量（kg）	64.6（58.2 ~ 74.3）	66.3（55.9 ~ 75.8）	62.2（58.2 ~ 69.5）	0.343
高血压	13（65.0）	9（75.0）	4（50.0）	0.356
疼痛持续时间（月）	12.0（8.0 ~ 14.0）	11.2（8.0 ~ 14.0）	13.1（8.3 ~ 18.0）	0.305
椎体水平（$L_{4~5}/L_5 ~ S_1$）	14（70.0）/6（30.0）	7/5	7/1	0.325
侧别（左/右）	10（50.0）/10（50.0）	6/6	4/4	0.370
LFSS 等级 Ⅰ/Ⅱ/Ⅲ	8（40.0）/9（45.0）/3（15.0）	5/6/1	3/3/2	0.584
既往硬膜外注射	3.7（2.3 ~ 5.0）	3.1（1.3 ~ 5.0）	4.5（3.3 ~ 5.0）	0.157
NRS 腿痛评分（0 ~ 10）	6.6（5.0 ~ 8.0）	7.1（5.0 ~ 8.8）	5.9（5.0 ~ 6.8）	0.157
ODI（%）	65.6（53.3 ~ 72.8）	64.8（53.3 ~ 71.1）	66.7（52.8 ~ 84.4）	0.427
RMDQ 评分（0 ~ 24）	12.6（6.0 ~ 15.0）	12.1（6.0 ~ 14.8）	13.2（6.5 ~ 18.0）	0.970
镇痛药使用				
non-NSAIDs[a]	8（40.0）	4（33.3）	4（50.0）	0.648
非甾体类抗炎药	10（50.0）	5（41.7）	5（62.5）	0.650
阿片类药物	3（15.0）	0（0）	3（37.5）	0.049

注：数据表示为数字（%）或中位数（四分位距）。
L：腰椎；LFSS：腰椎椎间孔狭窄；NRS：数字疼痛评定量表；NSAIDs：非甾体类抗炎药；ODI：Oswestry 功能障碍指数；RMDQ：Roland-Morris 功能障碍问卷表；S：骶骨。
[a]non-NSAIDs 包括抗抑郁药和抗惊厥药。

表 11.2　3 个月随访时患者临床疗效的结果分析

参　数	总计（$n=20$）	有效组（$n=12$）	无效组（$n=8$）	P
NRS 评分（3 个月时）	-2.6（-4.0 ~ -1.0）	-4.1（-4.8 ~ -3.0）	-0.4（-1.0 ~ 0）	< 0.001
NRS 变化（3 个月与术前对比，%）	-36.3（-15.7 ~ -54.2）	-57.0（-45.8 ~ -71.3）	-5.4（-20.0 ~ 0）	< 0.001
ODI（3 个月时，%）	-13.3（-21.7 ~ -5.0）	-19.9（-25.6 ~ -11.1）	-3.6（-10.0 ~ 3.3）	0.002
RMDQ 评分（3 个月时），0 ~ 24	-6.2（-8.0 ~ -3.3）	-8.4（-12.3 ~ -11.1）	-2.9（-6.8 ~ 0.8）	0.020
镇痛药使用				
non-NSAIDs[a]	-3（5，20%）	-2（2，16.7%）	-1（3，37.5%）	0.347
非甾体类抗炎药	-1（9，45%）	-2（3，25.0%）	1（6，75.0%）	0.065
阿片类药物	-1（2，10%）	0（0，0）	-1（2，25.0%）	0.147
满意度（Likert 5 分量表中的 1 或 2）[b]	13（65.0）	10（83.3）	3（37.5）	0.062

注：数据表示为数字（%）或中位数（四分位距）。
NRS：数字疼痛评定量表；NSAIDs：非甾体类抗炎药；ODI：Oswestry 功能障碍指数；RMDQ：Roland-Morris 功能障碍问卷表。
[a]non-NSAIDs 包括抗抑郁药和抗惊厥药。
[b]Visit 3 时使用 Likert 5 分满意度量表评估患者对椎间孔成形术的满意度（1.非常不满意；2.不满意；3.不确定；4.满意；5.非常满意）。

与术前初始值相比，NRS评分、ODI（%）和RMDQ评分随着时间的推移显著降低（重复测量一般的线性混合模型分析中，$P < 0.001$，图11.7）[34]。关于患者满意度，65%的患者对经皮椎间孔成形术"非常满意"或"满意"（表11.2），4名患者为"不确定"，2名患者为"不满意"，没有1名患者对手术"非常不满意"。虽然3个月时镇痛药的总体用量减少，但有效组和无效组之间没有显著的统计学差异[34]。

研究期间所有的不良事件都是轻微的和暂时的。大多数患者（$n = 13$，65%）在手术过程中出现了暂时且可耐受的疼痛，无须额外使用药物或中断手术。9名患者术后2～3天出现手术相关疼痛，症状可自行缓解，且无任何神经相关后遗症。3名患者出现短暂的下肢感觉异常，但均在1周内症状消失。其他不良事件如硬脑膜撕裂、血肿形成、持续性运动或感觉功能损害、剧烈疼痛、感觉异常或感染等均未出现（图11.8）。

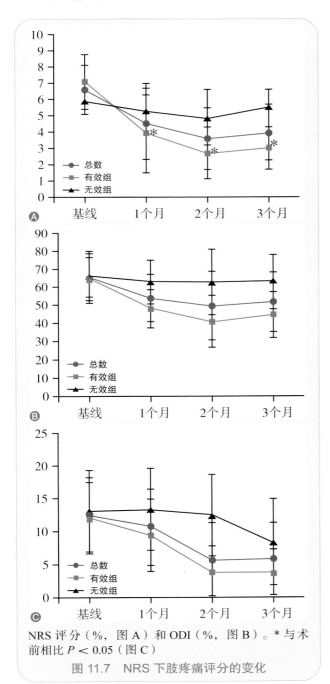

NRS 评分（%，图 A）和 ODI（%，图 B）。* 与术前相比 $P < 0.05$（图 C）

图 11.7　NRS 下肢疼痛评分的变化

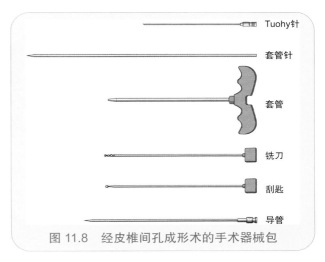

图 11.8　经皮椎间孔成形术的手术器械包

11.3.7　讨论

此前瞻性试验研究的结果表明，符合纳入标准的LFSS继发神经根性疼痛患者中，60%（$n = 12$）患者行经皮椎间孔成形术疗效满意。此外，在3个月随访中，疗效满意的患者ODI（%）和RMDQ评分均显示活动功能有所改善。研究中并无严重并发症出现。经皮椎间孔成形术可能是通过解除韧带粘连引起的神经根机械压迫，减少静脉血淤积，减少神经水肿，并最终通过促进注射药物的扩散来缓解LFSS症状[23, 25]。经皮椎间孔成形术通过使用套管的圆形边缘、立铣刀的钝边部分和杯形刮匙进行松解粘连组织，特别是在神经根管的后方和下方区域。这些工具可最大限度地减少对周围组织的损伤，如硬脑膜、背根神经节和血管。

11.4　并发症

少数患者手术后出现短暂性的感觉迟钝，但

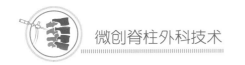
在2～3天后，症状基本缓解，可能与术中出口神经根刺激有关。机械性解除粘连需要反复进出器械，这可能会导致经皮椎间孔成形术中出现疼痛和出血风险。

11.5 结论

经皮椎间孔成形术结合TFLs切除术是一种安全有效的治疗方法，可有效地降低难治性腰痛的治疗难度。此外，这种微创手术可促进椎间孔的功能恢复。因新型器械的设计仅针对微小的腰椎TFLs，对周围组织如硬脑膜、血管和骨骼（小关节和椎板）的损伤最小化。故称之为"IVF的out-in入路"技术，并希望其能成为微创脊柱手术的基石。

参考文献

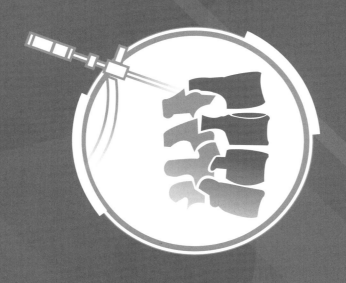

第十二章

经皮椎间孔动力成形术

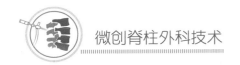

微创脊柱外科技术

12.1 前言

腰椎椎间孔神经根病是一种与椎间孔狭窄相关的病变，主要是影响椎间孔神经血管内容物引起神经根型症状。微创手术及各种新型装置均可安全有效地解除腰椎椎间孔压迫。与开放减压手术相比，经皮椎旁入路椎间孔成形术到达椎间孔病变部位更容易，关节突关节损伤更少，术后疼痛更轻微。且经皮椎间孔成形术可在局部麻醉下进行，患者可实时反馈当时的情况，避免术中损伤神经。

12.2 背景

LFSS是腰椎神经根病的常见原因，全球发病率为10%[1]。LFSS被定义为因腰椎间盘突出[2-4]、小关节突骨关节炎性改变、黄韧带肥厚引起椎间孔狭窄，神经根在椎间孔走行时受到压迫，导致的神经源性跛行[5-7]。LFSS相关疼痛源于椎间孔内背根神经节受到压迫，导致背根神经节内P物质的浓度增高[8]及对外界压力的敏感度增加[9-10]。

LFSS相关疼痛初期可通过保守治疗来缓解，包括口服药物、ESIs和物理治疗。保守治疗无效的患者，通常建议行手术治疗。LFSS的传统手术方法可分为完全或部分关节突切除术、伴或不伴椎间融合的保留小关节的椎间孔成形术[11]。这些手术中，关节突切除术可有效解除神经根周围压迫，但常导致节段性不稳定[6, 12-13]。麻醉方式为全身麻醉，且部分患者住院时间延长并恢复较慢；同时存在手术相关并发症的风险[14-15]。另外，与传统开放手术相比，微创手术如经皮椎旁入路椎间孔成形术可直接进入椎间孔病变部位，对小关节突的损伤更少，术后疼痛更轻微[16]。经皮椎间孔成形术可在局部麻醉下进行，术中患者清醒状态可即时反馈神经系统症状，最大限度地降低神经损伤的风险[17]。

12.3 经皮椎间孔动力成形术

椎间孔成形术是通过使用环锯或内镜下磨钻去除上关节突尖端的腹侧部分和消融椎间孔韧带，从而扩大椎间孔空间的过程[18]。经皮内镜下椎间孔成形术虽然被归为微创手术，但其耗时较长，需要刚性内镜通道及昂贵的设备，且学习曲线比较陡峭[19]。在20世纪中期，Schubert和Hoogland首次提出经皮腰椎椎间孔成形术（PLF）[20]，通过使用经皮带导丝的微创椎间孔铰刀至上关节突尖端。PLF中，透视引导下环锯和铰刀可快速切除肥厚的上关节突尖端和骨赘[21]。与脊柱内镜手术对比，操作更方便和省时。当然，PLF也存在一定手术风险，如因机械因素（挤压或直接损伤）或高温刺激损伤出口神经根和行走神经根[22]。

Sim教授基于PLF的潜在并发症发明了Claudicare装置，一种配备便携式电池的特制经皮椎间孔动力成形术（MPF）设备。末端有一个圆钝形尖端和一个神经根保护挡板。最大外径仅为3.5 mm，因此MPF可能是一种相对无创且有效的治疗方法。有研究表明，MPF可能是治疗难治性LFSS相关疼痛患者的最佳和最安全的选择[23]。在3个月的随访中，NRS评分和无神经根性疼痛的持续步行时间较术前均有明显改善，且无严重不良事件发生。

12.4 经皮椎间孔成形术的适应证

（1）MRI明确继发性LFSS，伴有神经根病和神经源性跛行。

（2）症状主要为神经根性或放射性下肢疼痛，而非腰痛。

（3）至少3个月的保守治疗后仍持续疼痛，包括口服药物、物理治疗和ESIs。

（4）既往ESI后疼痛不完全缓解或短期缓解（<1个月）。

12.5 禁忌证

12.5.1 绝对禁忌证

（1）怀疑腰背痛存在严重的潜在病因，如马尾综合征、癌症、骨折和感染。

（2）对局部麻醉药或造影剂过敏。

（3）怀孕。

（4）凝血障碍。

（5）穿刺部位局部感染。

12.5.2　相对禁忌证

（1）腰椎MRI显示巨大包容型腰椎间盘突出、游离脱垂型椎间盘突出或重度中央型椎管狭窄。

（2）目标椎间盘节段合并不稳定。

12.6　并发症

（1）切口部位疼痛。

（2）切口部位感染。

（3）血肿。

（4）短暂性下肢运动无力或感觉改变。

12.7　术前准备

（1）仔细询问病史和体格检查。

（2）影像学检查：MRI或CT。

（3）其他检查和注意事项。

①神经传导和肌电图检查。

②血常规、凝血功能和尿常规。

③根据最新的专家共识指南，术前、术后均应停用抗血小板药物和抗凝药物[24]。

12.8　手术室物品

12.8.1　手术器械（图12.1）

（1）导丝。

（2）扩张器。

（3）工作套管。

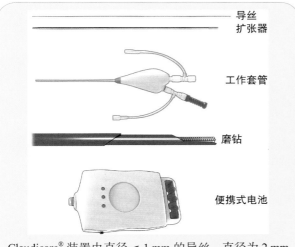

导丝
扩张器
工作套管
磨钻
便携式电池

Claudicare® 装置由直径 < 1 mm 的导丝、直径为 2 mm 的扩张器、工作套管（内外径：3 mm/3.5 mm）、末端为圆钝形尖端和保护挡板的磨钻头及一次性电池组成

图 12.1　经皮腰椎椎间孔成形术专用设备

（4）磨钻。

（5）便携式一次性电池。

12.8.2　术中使用药物

（1）利多卡因（用于皮肤浸润麻醉）。

（2）0.125%布比卡因或0.2%罗哌卡因。

（3）造影剂。

（4）透明质酸酶和皮质类固醇激素（可选用）。

12.9　手术过程

（1）患者签署手术知情同意书。

（2）术前预防性使用抗生素（如头孢唑林1 g，静脉注射）。

（3）患者取俯卧位，体位垫置于腹部下方，减少腰椎前凸。

（4）术中持续监测心电图、心率、无创血压和血氧饱和度，术中患者全程保持清醒，可即时反馈任何症状的变化。

（5）手术区域常规皮肤消毒、铺巾。

（6）C形臂正侧位及斜位透视，确认目标椎间隙，使椎体终板平行，便于将器械直接置入椎间盘表面。

（7）中线旁开8～10 cm为皮肤进针点，5～10 mL利多卡因在进针点和穿刺路径做全程浸润麻醉，麻醉成功后切开皮肤。

（8）使用45°同侧斜位透视定位，将导丝置入Kambin安全三角内（图12.2）。

（9）侧位视图上显示导丝到达上关节突尖端（图12.3）。

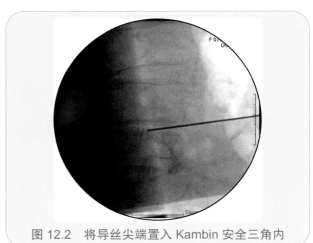

图 12.2　将导丝尖端置入 Kambin 安全三角内

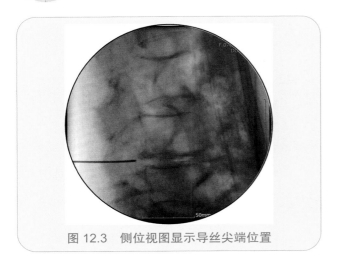

图 12.3　侧位视图显示导丝尖端位置

（10）导丝置于上关节突尖端后，正位透视确认导丝尖端位于上关节突尖端的内侧边界（图12.4）。

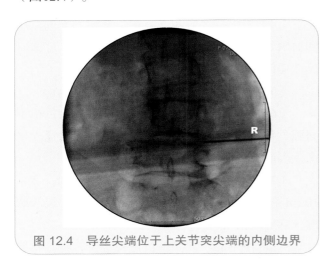

图 12.4　导丝尖端位于上关节突尖端的内侧边界

（11）侧位透视引导下导丝继续推进约0.5 cm进入硬膜外腔（图12.5）。

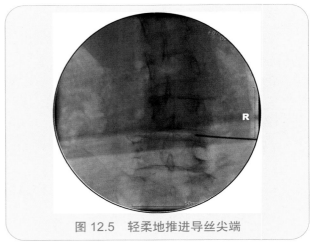

图 12.5　轻柔地推进导丝尖端

（12）扩张器（直径为2 mm）沿导丝进入直至触及上关节突尖端的前缘（图12.6）。

（13）拔出导丝后，工作套管（外径为3.5 mm）沿扩张器置入至增生肥厚的上关节突前缘（图12.7）。

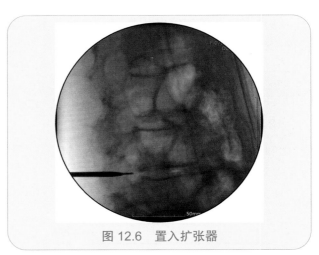

图 12.6　置入扩张器

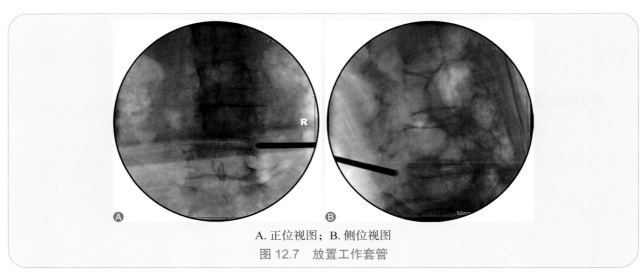

A. 正位视图；B. 侧位视图

图 12.7　放置工作套管

（14）经工作套管置入远端带有保护挡板的磨钻头，并连接专门设计的一次性电池。

（15）询问患者下肢有无放射痛及运动功能障碍，在正侧位透视引导下，磨钻以12 500转/分（低功率模式）至17 500转/分（高功率模式）（图12.8）的速度从外向内去除部分肥厚的上关节突尖端。

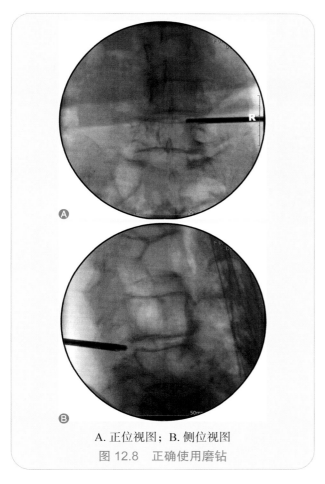

A. 正位视图；B. 侧位视图

图 12.8　正确使用磨钻

（16）磨除3～5次，随着上关节突关节囊前壁逐渐变薄，磨钻尖端的阻力会明显减少。

（17）整个过程重复3～4次，直至磨钻尖端在正位视图下到达椎弓根内缘。

（18）在整个手术过程中，磨钻尖端的保护挡板应面向神经根，可防止神经根损伤（图12.9）。

（19）随着增生的上关节突尖端和部分肥厚的椎间孔韧带去除后，通过工作通道可将骨碎组织清除（图12.10）。

（20）少量出血因压力差可经工作通道引出，且出血通常可自行停止。

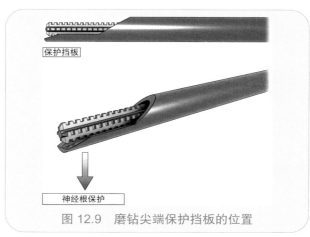

保护挡板

神经根保护

图 12.9　磨钻尖端保护挡板的位置

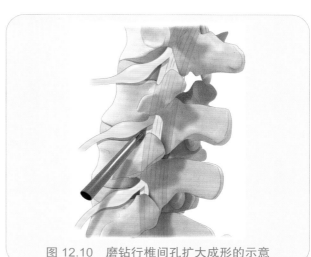

图 12.10　磨钻行椎间孔扩大成形的示意

（21）如有需要，局部麻醉药（加或不加透明质酸酶和类固醇激素）可直接作用于病变部位（图12.11）。

（22）如有必要，经工作通道可将导管置于责任神经周围，注入局部麻醉药（加或不加类固醇激素）。

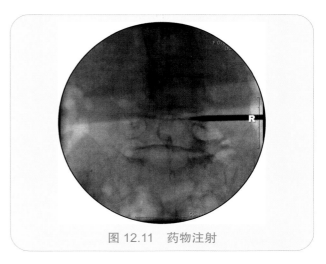

图 12.11　药物注射

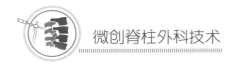

（23）如出现持续性出血，可放置Jackson-Pratt引流管并留置几小时，直至出血停止。

（24）移出工作通道。

（25）缝合皮肤后无菌敷料覆盖。

12.10　术后处理

（1）术后应行神经功能检查，如有新发的神经功能障碍，建议复查MRI和神经学会诊。

（2）嘱患者拆线之前不要洗澡。

（3）合适的镇痛药。

（4）术后预防性使用抗生素3天。

12.11　结论

MPF术是一种应用Claudicare装置解除LFSS症状的门诊手术，预期的优势包括减轻疼痛、改善运动功能、增加无神经根性疼痛的行走时间。据报道，手术相关的不适和不良事件的发生率很低。

参考文献

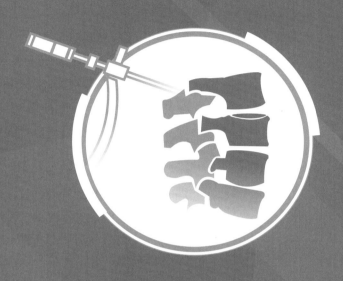

第十三章

结 论

20世纪70年代末，透视引导技术开始应用于协助诊断和治疗脊柱源性疼痛，并在20世纪90年代末逐渐成为标准手术规范。同时，内镜下椎间盘手术始于20世纪80年代末和90年代初，但微创内镜手术在临床的广泛应用经历了很长时间，这可能与内镜光学设备的发展历程相关[1]。

微创手术的目的是期望在低发病率和低成本下获得较好的临床疗效——对于因椎间盘突出压迫神经根引起的神经根性疼痛，可采用内镜手术治疗[1]。

编者要求手术医师详细说明各种微创手术的适应证、风险和技术流程。如果专题内容包含特定的装置或设备，编辑部会邀请发明者或参与早期开发的专家参与编写工作。众多已发表的关于微创手术的临床研究和Meta分析是存在偏差的，编者（包括作者在内）会倾向于选择论据是验证自己观点的研究。

本书中涉及的微创手术的治疗效果并不是绝对满意的。一般而言，即使是通常认为预后良好的病变（如椎间盘突出引起的神经根性疼痛），也只有约50%或50%以下的患者术后无诉持续性或复发性疼痛，而非引用文献中的80%～90%[2]。

此外，如忽视编者提出的禁忌证或保护措施，大多数情况下都有可能产生严重的不良后果。术者在评估患者的风险和收益时，也必须培训处理并发症的能力，获得相关专家和手术相关配套设备的支持。例如，一位非外科医师在决定使用Dr. Lee的经硬膜外入路行椎间盘突出消融术前会有顾虑，可能是因为他在院内无法得到外科手术医师的后备支持。

本书为读者介绍了各种脊柱微创手术的基本理念、新设计的套管及内镜下标准手术流程。术中讨论的各种技术也都有一个相对陡峭的学习曲线，除非能熟练掌握相关微创手术，否则不能仅靠书面描述去执行手术操作。

参考文献